CLINIQUE
OPHTHALMOLOGIQUE

DU

Dr TERSON, A TOULOUSE

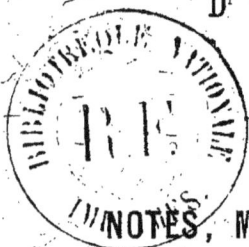

NOTES, MÉMOIRES ET OBSERVATIONS

SUR LES

Principales questions de Thérapeutique et de Chirurgie oculaires.

TOULOUSE

IMPRIMERIE DOULADOURE

Rue Saint-Rome, 39

—

1879

CLINIQUE

OPHTHALMOLOGIQUE

DU

Dr TERSON, A TOULOUSE

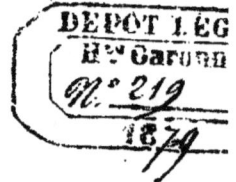

NOTES, MÉMOIRES ET OBSERVATIONS

SUR LES

Principales questions de Thérapeutique et de Chirurgie oculaires.

TOULOUSE

IMPRIMERIE DOULADOURE

Rue Saint-Rome, 39

—

1879

I.

DES PRINCIPAUX MÉDICAMENTS USITÉS DANS LA THÉRAPEUTIQUE OCULAIRE. — INDICATIONS PRATIQUES.

S'il est nécessaire pour la pratique de l'oculistique, d'avoir à chaque instant recours à des manœuvres opératoires d'une précision en quelque sorte mathématique; s'il faut, pour l'exactitude rigoureuse du diagnostic, acquérir une grande habitude de l'examen de l'œil à l'ophthalmoscope, il n'est pas moins indispensable au praticien, de manier avec habileté et prudence, les agents thérapeutiques, tant anciens que nouveaux, capables de seconder de la manière la plus heureuse la main de l'opérateur ou de rendre, par leur seule vertu, toute autre intervention inutile. Cette connaissance approfondie est d'autant plus importante, que l'on se sert en oculistique de remèdes d'une grande activité, desquels on ne saurait guère dire que, s'ils ne font pas de bien, ils ne feront point de mal.

Il m'a paru utile de réunir en un article, quelques notes sur les principaux médicaments usités en thérapeutique oculaire. Ce travail n'a d'autres prétentions que de renfermer en quelque sorte réunies et condensées, des indications répandues çà et là dans les grands ouvrages spéciaux et qui, pour ce motif, peuvent échapper au praticien que l'exercice de la médecine, en général, oblige à se mettre au courant de toute sorte de questions. Voyons d'abord les caustiques et les astringents.

On pourrait écrire des chapitres sur les indications et les contre-indications du nitrate d'argent, du sulfate de cuivre, du sulfate de zinc, dont les médecins font un usage journalier et quelquefois un abus regrettable.

Je me bornerai à quelques mots sur chacun d'eux :

NITRATE D'ARGENT. — *Conjonctivites aiguës, catarrhales, purulentes.* — Le nitrate d'argent est le remède par excellence des affections *aiguës* de la conjonctive, depuis la conjonctivite catarrhale légère, jusqu'à la conjonctivite purulente la plus intense, accompagnée ou non de granulations; mais il faut distinguer : si cette conjonctivite n'est point *l'élément principal* de la maladie; si, en examinant l'œil avec soin, on remarque quelque pustule ou ulcération sur la cornée, *il faut s'abstenir de ce remède* parce qu'il augmenterait l'irritation. C'est contre une affection tout à fait *accidentelle* qu'il réussit le mieux et non chez les malades atteints de conjonctivites chroniques; et s'il réussit dans les cas de granulations palpébrales, ce n'est guère que quand celles-ci s'accompagnent d'un certain degré de purulence; passé ce moment, il fait plus de mal que de bien. On l'emploie en collyre à la dose de 0,10 pour 30 grammes d'eau distillée, 2 instillations par jour, dans les conjonctivites aiguës *légères*. On se sert d'une solution au 50me, passée une fois le jour, avec un pinceau sur les paupières renversées, quand la sécrétion de la conjonctive est assez abondante. Les paupières renversées doivent être *rapprochées* l'une de l'autre, afin d'éviter que la solution aille se répandre sur le globe oculaire. Une solution au 20me ou même au 10me, peut être nécessaire dans la conjonctivite purulente intense. Il faut, immédiatement après avoir touché les paupières renversées avec la solution, passer de l'eau salée, puis de l'eau pure, afin d'éviter que le caustique pénètre dans l'œil. Ces pansements demandent à être faits avec soin et les paupières bien retournées, pour que toute la surface sécrétante soit touchée; si on n'a pas une habitude suffisante, le mieux est de retourner et de cautériser les paupières, l'une après l'autre. Il est *inutile*, et il peut être *dangereux*, de se servir d'un crayon de nitrate d'argent *même mitigé*; une forte solution suffit pour les cas les plus graves, en y joignant l'emploi de scarifications répétées de la conjonctive, de compresses glacées et de fréquents lavages désinfectants, avec une solution au 200me, d'acide phénique.

SULFATE DE CUIVRE. — *Conjonctivites granuleuses anciennes, pannus.* — Le sulfate de cuivre était beaucoup plus employé autrefois qu'aujourd'hui. Il est d'un usage en quelque sorte classique dans les granulations de la conjonctive palpébrale, que l'on touche avec un cristal bien poli. Il remplace avantageusement le nitrate d'argent, précisément quand il n'existe presque plus de purulence; mais son emploi est si douloureux, que bien des malades le supportent avec peine et il ne faut pas en user plus de 2 ou 3 fois par semaine. Une solution de ce sel au 20me et même au 10me dans de la glycérine, est utilement passée avec un pinceau sous les paupières et donne quelquefois de brillants résultats, quand les granulations sont très-invétérées et accompagnées de vascularisation de la partie supérieure de la cornée (pannus).

SOUS-ACÉTATE DE PLOMB LIQUIDE. — *Conjonctivites granuleuses avec peu de purulence, blépharites.* — L'extrait de Saturne, en solution à parties égales dans l'eau *distillée*, offre sur le sulfate de cuivre l'avantage, bien apprécié des malades, d'être très-peu douloureux : aussi est-ce à cet agent qu'il faut recourir quand, dans le traitement des granulations, le nitrate d'argent a enlevé la purulence de la conjonctive. On le passe avec un pinceau sur les paupières renversées, comme on fait pour la solution de nitrate d'argent; il suffit de laver ensuite avec de l'eau pure, pour enlever ce qui pourrait pénétrer entre les paupières.

Mais son action est faible et c'est dans les cas où le mal est peu intense qu'il réussit; en outre, il faut *éviter absolument* de s'en servir quand il existe des *ulcérations sur la cornée*; c'est ce remède employé d'une manière intempestive, qui donne le plus souvent ces précipités calcaires indélébiles, que l'on observe sur la cornée de malades traités empiriquement, quelquefois par des personnes entièrement étrangères à la médecine. Ce remède en solution faible (4 gr. pour 300), convient en lotions répétées, dans les maladies du bord des paupières, accompagnées de sécrétion muqueuse, orgelet, blépharites, chez des sujets plus ou moins strumeux.

Sulfate de zinc. — *Conjonctivites chroniques.* — Le sulfate de zinc convient surtout dans les conjonctivites chroniques ; tout particulièrement, quand celles-ci s'accompagnent *d'un léger larmoiement* ; bien entendu, il faut toujours examiner avec soin l'état des voies lacrymales, où l'on trouvera souvent la véritable cause du mal et l'explication de sa persistance. Ce remède est inférieur au sous-acétate de plomb et au nitrate d'argent, dès qu'il existe une secrétion muqueuse ou purulente. Une solution dans l'eau au 300me, appliquée *en compresses* pendant quelques minutes, 2 ou 3 fois par jour, guérit souvent assez rapidement les légères excoriations, qui ont pour siége de prédilection *les angles* de la fente palpébrale. Un collyre (0,10 pour 30 gr.) en instillation, 2 fois par jour, suffit dans les cas les plus légers. Il est inutile de donner plus de détails au sujet de ce remède si vulgaire, mais dont on trouve de si fréquentes applications. Comme pour le nitrate d'argent et l'extrait de Saturne, il faut s'abstenir de tout collyre au sulfate de zinc, quand il existe des ulcérations sur la cornée, à moins que celles-ci ne soient déjà *un peu anciennes* et de *très-petite* étendue.

Borate de soude. — Le borate de soude (borax), est de tous les astringents employés dans la thérapeutique oculaire, le plus doux, le plus inoffensif. Il s'associe heureusement à l'extrait de belladone (3 gr. de chaque, pour 300 gr. d'eau, en compresses, à une température de 30 à 40 degrés) dans les affections pustuleuses *de la cornée*, accompagnées d'une secrétion catarrhale modérée de la conjonctive, quand on craint d'augmenter cette sécrétion par l'usage de l'atropine. On peut le considérer comme un moyen de transition, précédant l'emploi des agents un peu plus irritants, tels que le calomel en insufflations ou le bioxyde jaune de mercure, si utiles quand la période de réparation des ulcères a commencé ; si défavorables, tant que le fond des ulcères est tapissé d'une couche jaunâtre, indiquant que la suppuration persiste encore. On trouvera donc de fréquentes occasions d'employer le borate de soude.

Calomel. — *Conjonctivites pustuleuses. Ulcères superficiels et opacités de la cornée.* — Le calomel à la vapeur, pur, en insufflations dans l'œil (1 fois par jour et en petite quantité) ou projeté à l'aide d'un pinceau, a été très-justement vanté contre les opacités de la cornée succédant aux ulcérations. Il hâte même manifestement la réparation des ulcères cornéens ; mais à la condition expresse que ce travail ait déjà commencé, ce que l'on reconnaît quand le fond de l'ulcère prend une teinte franchement grise, ou quand apparaissent dans le voisinage, de fins vaisseaux venant se jeter et se perdre en quelque sorte dans l'ulcération. Le calomel est aussi excellent, contre les pustules ou phlyctènes de la conjonctive *scléroticale.* Mais si ces pustules s'accompagnent d'une sécrétion catarrhale assez intense de la conjonctive *palpébrale,* l'emploi de la pommade au bioxyde jaune de mercure est bien préférable. Tout mélange d'autres substances pulvérisées avec le calomel à la vapeur est *inutile,* parce qu'aucune autre n'a autant de valeur que celui-ci ; toute autre substance peut, quelque particule ayant échappé à la porphyrisation, blesser l'œil, à la manière d'un corps étranger.

Bioxyde jaune de mercure. — *Kératites vasculaires superficielles, conjonctivites pustuleuses.* — On employait, de temps immémorial, le bioxyde de mercure (*précipité rouge,* obtenu par sublimation) en pommade, à faible dose, dans les blépharites chroniques. Depuis quelques années, on lui préfère le bioxyde jaune obtenu par voie humide, de la manière suivante : on prépare une solution de bichlorure de mercure dans de l'eau, en ajoutant une certaine quantité d'alcool pour faciliter la dissolution du sel mercuriel ; on verse ensuite peu à peu dans ce liquide, une solution concentrée de potasse dans l'eau distillée, jusqu'à ce que le mélange donne une réaction *nettement* alcaline. Il se forme au fond du vase un précipité d'un beau jaune d'or, qu'il suffit de laver à grande eau, pour avoir du bioxyde de mercure hydraté, parfaitement pur. Ce produit, qu'on nomme d'ordinaire *précipité jaune*, est très communément confondu avec d'autres substances, depuis longtemps connues sous ce même nom ; telles que le turbith minéral, le nitrate de mercure, etc. ; et c'est pour ce motif, que j'ai cru devoir reproduire ici la manière fort simple d'obtenir du vrai bioxyde jaune de mercure qui, remplaçant aujourd'hui dans presque tous les cas avantageusement le *précipité rouge,* doit se trouver dans toutes les pharmacies et n'a nullement pour succédanés les *précipités jaunes* dont je viens de parler. Le bioxyde jaune de mercure en pommade (0,50 à 75 cent. pour 8 gr. d'axonge ou de vaseline), est le véritable spécifique des affections phlycténulaires de la conjonctive oculaire et des kératites *superficielles vasculaires*, si communes chez les enfants scrofuleux. Il diminue la vascularisation d'une manière aussi sûre que rapide. Mais, comme je l'ai dit plus haut, il faut attendre pour en faire usage dans les affections ulcéreuses *de la cornée*, que la suppuration ait été arrêtée par la marche naturelle de l'affection, aidée d'applications chaudes et calmantes. Aussi, ne saurions-nous trop nous élever contre cette pratique empirique si répandue, qui fait conseiller un peu au hasard ce remède héroïque, sans s'inquiéter si, dans la moitié des cas, il n'aggravera pas le mal. Nous voyons de tels exemples pour ainsi dire chaque jour. Une dernière remarque de la plus haute importance est de continuer l'usage de la pommade longtemps encore après la guérison, les malades étant sans cela exposés presque fatalement à des récidives, dépendant du mauvais état de la santé générale.

Un mot maintenant sur la valeur de quelques alcaloïdes préconisés, non-seulement dans les maladies de la cornée, de l'iris et même du fond de l'œil ; mais encore, comme moyens accessoires et adjuvants, à la suite de l'extraction de la cataracte, de l'iridectomie, de la sclérotomie ou de la paracentèse de la cornée.

SULFATE NEUTRE D'ATROPINE. — *Ulcères simples de la cornée; iritis.* — Il y a quinze ans, on conseillait l'usage de ce mydriatique (0,05 à 0,10 centigr. pour 20 gram. d'eau distillée), non-seulement dans toutes les formes d'iritis, ce qui s'expliquait très-logiquement par le désir d'éloigner autant que possible le bord pupillaire de la partie la plus convexe du cristallin et d'éviter des adhérences ; mais encore dans toutes les variétés d'affections de la cornée, ulcères simples, ulcères suppurés, ulcères serpigineux, kératites superficielles, kératites profondes circonscrites ou diffuses. On donnait pour raison, que toutes les maladies de la cornée s'accompagnant tout au moins d'hypérémie de l'iris, sinon d'iritis, on éloignait la prédisposition à cette dernière affection, ou on l'atténuait, si elle existait déjà. On ajoutait, se basant sur des idées théoriques contredites aujourd'hui par l'expérience clinique, que l'atropine diminuait la tension de l'œil, et que cette circonstance facilitait la cicatrisation des ulcères de la cornée. Je dois à la vérité de dire que souvent une amélioration marquée se produisait, et que cet heureux résultat augmentait la confiance des malades et des médecins dans la valeur presque merveilleuse, tant elle était acceptée et reconnue, de ce puissant remède. Mais on ne réussissait pas toujours, et alors on conseillait des instillations de plus en plus fréquentes, jusqu'à ce que la maladie s'épuisât en quelque sorte d'elle-même, ou que le malade de plus en plus tourmenté, quittât son médecin pour un autre.

A la même époque, on ne pratiquait pas une opération de cataracte, sans faire préalablement un certain nombre d'instillations d'atropine ; et, l'opération achevée, on versait encore entre les paupières quelques gouttes de la solution mydriatique, dans l'espoir d'éviter plus aisément ainsi l'inflammation de l'iris, susceptible de compromettre le résultat de l'opération.

Aujourd'hui, les mérites de l'atropine sont contestés ; quelques praticiens rayeraient *presque* ce précieux remède de la thérapeutique oculaire.

Que lui reproche-t-on ?

Dans certain cas, l'usage de l'atropine fait surgir une vive irritation de la conjonctive (conjonctivite folliculaire), qui gagne même les paupières, amène du gonflement et comme un eczéma aigu, douloureux et assez rebelle. J'en conviens, ces accidents ne laissent pas que d'être assez embarrassants pour la continuation du traitement de l'affection primitive.

Dans d'autres circonstances où les ulcérations, abcès ou pustules de la cornée, s'accompagnent d'une sécrétion muqueuse de la conjonctive assez abondante, l'atropine paraîtrait favoriser la tendance à la suppuration et aggraverait le mal si on en continuait l'emploi. Ces faits s'observent couramment, cela est vrai.

On a vu une simple instillation d'atropine provoquer un véritable accès de glaucome aigu ; cela est certainement possible, quoique très-rare. Mais ces accusations bien que fondées, sont-elles suffisantes pour supprimer, pour ainsi dire, l'usage de ce remède héroïque ? Il y a lieu à notre avis, d'en fixer avec plus de soin les indications et de s'en servir avec circonspection, comme on fait de toute arme puissante, capable de blesser la main qui la saisit d'une façon inhabile. Le glaucome, si on excepte les formes secondaires, de cause mécanique, est une maladie de l'âge mûr ; cette complication ne sera donc pas à redouter quand on prescrira de l'atropine pour des enfants ou des adolescents, hormis les cas d'adhérence de l'iris dans une cicatrice ou dans une perforation de la cornée. Or, l'on sait, que les affections ulcéreuses de la cornée de toute nature, sont fort communes chez les jeunes sujets.

Les cas les plus favorables seront ceux dans lesquels l'ulcère de la cornée sera simple, c'est-à-dire offrant peu ou pas de suppuration à sa surface, et non accompagné de sécrétion catarrhale des paupières. S'il y a de la suppuration, il faudra employer des solutions faibles ou renoncer à l'emploi de ce moyen. De même, si on s'aperçoit, après quelques instillations, que la peau des paupières s'œdématie et que la sécrétion augmente, il ne faudra point persister outre mesure.

Quant à l'emploi de l'atropine dans l'iritis, il sera presque toujours, non seulement possible, mais très avantageux; si l'on s'aperçoit que la conjonctive s'enflamme et que les douleurs s'accusent davantage, on suspendra provisoirement le remède; on insistera énergiquement sur les mercuriaux, qui empêcheront la condensation de l'exsudation, et l'on pratiquera la paracentèse de la cornée.

L'iritis purulente, accompagnant si souvent les ulcères rongeants ou abcès de la cornée, est la forme qui se prête le moins à l'emploi de l'atropine lequel, comme je l'ai dit plus haut, facilite plutôt la suppuration ; on doit alors, par une ponction plus ou moins large selon les cas, évacuer la chambre antérieure plusieurs jours de suite si c'est nécessaire (kératomie de Saemisch), et recommencer les instillations d'atropine, quand la tendance à la suppuration a manifestement diminué ou disparu.

On trouvera dans l'article traitant de l'extraction de la cataracte, une note concernant l'emploi de l'atropine avant et après cette opération.

Pour conclure, je dirai que c'est à tort qu'on cherche à enlever à l'atropine presque tout le mérite qu'on lui avait autrefois accordé, peut-être sans assez de mesure; il se fait à cet égard une réaction exagérée; mais si la valeur de ce moyen reste incontestable, il est maintenant démontré que ses effets doivent être surveillés avec soin, à cause de contre-indications susceptibles de surgir inopinément.

Sulfate neutre de Duboisine. — *Mêmes applications que pour l'atropine.* — Comme si ce n'était assez du retour de l'engouement primitif, à une appréciation plus exacte de ses effets, pour jeter un certain discrédit sur l'emploi de l'atropine, voilà que, depuis quelque temps, on a signalé les propriétés mydriatiques de la Duboisine, alcaloïde retiré sous forme d'extrait du duboisia myoporoïde, arbuste qui croît en Australie. N'ayant pas l'intention d'entrer, au sujet de ce nouveau et trop exotique produit, dans des détails scientifiques, que ne comporte en rien le but essentiellement pratique de ce travail, je renvoie à la thèse qu'un de mes anciens aides de clinique, M. le Dr Fauqué (de Mauvezin), a présenté cette année sur ce sujet, devant la Faculté de méde-cine de Paris. On trouvera dans ce travail très complet, consciencieusement fait, en même temps que bien écrit, des renseignements précis au point de vue historique, botanique, chimique. Notre confrère conclut, à la suite d'assez nom-breuses expériences physiologiques et d'observations recueil-lies à la clinique du Dr Galezowski, que la Duboisine l'emporte sur l'atropine comme mydriatique, par la rapidité et par la durée de son action. Il affirme, avec quelques réserves il est vrai, que lorsque l'atropine produit une irri-tation intense de la conjonctive, on peut lui substituer très-avantageusement une solution de duboisine. Il ne resterait, comme obstacle à la vulgarisation de ce nouveau produit, que sa rareté relative. Je ne voudrais pas, sans une expé-rience personnelle suffisante sur cette question, refroidir l'enthousiasme de notre laborieux confrère ; je dirai seu-lement qu'il a très-bien fait de considérer lui-même ses conclusions comme un peu hâtives, quant à l'innocuité de la duboisine sur les tissus avec lesquels on la met en contact ; ce n'est qu'après des milliers d'observations que l'on s'est aperçu de l'action irritante de l'atropine, autrefois

employée avec une confiance sans limites ; quand une expérimentation prolongée aura été faite un peu de tous côtés ,
sur le nouvel alcaloïde plus ou moins falsifié ou atténué par
le commerce, vu son prix relativement élevé , il restera
acquis sans doute que nous possédons un succédané puissant de l'atropine ; mais on aura de la peine à obtenir avec
l'alcaloïde tiré du duboisia myoporoïde, un produit aussi
stable, aussi facile à conserver et d'un prix aussi acces-
sible à toutes les bourses, que le sulfate neutre d'atropine.

SULFATE NEUTRE D'ÉSÉRINE. — *Mydriase. Abcès de la cornée
non compliqués d'iritis. Glaucome.* — Une découverte d'une
importance infiniment plus grande est celle de l'alcaloïde
que fournit la fève de Calabar , parce que la nécessité de
posséder un remède antagoniste des mydriatiques, était
depuis longtemps reconnue. L'extrait de Calabar, auquel le
nom d'ésérine semble définitivement consacré, a pu être mis
dans la pratique à l'état de sulfate parfaitement neutre ; et ce
dernier point est capital ; car les solutions d'extrait qu'on
employait il y a quelques années, avaient une action bien
plus faible et étaient souvent irritantes. Sa puissance, pour
amener la contraction de la pupille, est vraiment extraordinaire. Une instillation, d'une solution de sulfate neutre
d'ésérine au 100me ou seulement au 200me (0,05 cent. pour
10 gr. d'eau distillée) produit, au bout de quelques minutes,
des contractions et comme de petites secousses dans les fibres
de l'orbiculaire des paupières ; au bout d'un quart d'heure à
une demi-heure , la pupille est devenue d'une étroitesse
extrême, laquelle persiste en diminuant peu à peu, pendant
plus de 24 heures. Qui ne voit immédiatement le bénéfice
que l'on peut retirer de l'emploi d'un remède possédant une
telle activité ! Aussi , après l'avoir essayé avec quelque succès
dans la mydriase de causes diverses, on l'a employé dans tous
les cas où il pouvait être utile de ramener vers le centre, l'iris,
en le tendant fortement; quand, par exemple , à la suite d'une
perforation périphérique de la cornée due à une ulcération,

à une blessure ou même à une opération, on craignait que l'iris ne vînt faire hernie au dehors ou seulement s'engager et s'enclaver dans la plaie. On peut citer sous ce rapport des résultats vraiment admirables :

Je relaterai, entr'autres, le cas d'une fillette qu'on m'amena avec une perforation de la cornée, due à un ulcère perforant, de la grandeur d'une forte tête d'épingle et datant de deux ou trois jours ; l'iris faisait hernie dans la plaie et la pupille était réduite à une fente ; après des instillations répétées d'une solution de sulfate neutre d'ésérine, l'iris hernié rentra complétement dans l'œil et la pupille reprit sa forme normale. Il resta seulement dans la cicatrice une petite quantité de pigment qui, en montrant que l'iris avait déjà contracté quelque adhérence, prouvait en même temps la puissance considérable du remède. Il ne faudrait point croire pour cela, que l'ésérine fût capable de rompre des adhérences bien organisées.

J'ai vu tout dernièrement une jeune fille qui, *depuis deux jours*, s'était fait une blessure à la cornée avec une pointe de ciseaux et chez qui la pupille était aussi tout à fait déformée par suite de l'enclavement de l'iris. Tout en blâmant les parents, de ce qu'ils n'avaient point amené la malade tout de suite après l'accident, j'essayai encore l'ésérine. L'iris se tendit si bien, que son sphincter se détacha de la plaie où il était déjà engagé : le myotique, sans parvenir à rompre toutes les adhérences, avait pourtant eu assez de puissance pour rendre à la pupille une forme ovale, se rapprochant beaucoup de sa forme naturelle.

J'ai vu chez un jeune homme, à la suite d'une extraction de cataracte, par une incision étroite sans excision de l'iris, se produire le double phénomène suivant : les premiers jours, craignant de l'iritis à cause de quelques douleurs, j'instillai de l'atropine ; en insistant, j'obtins une large dilatation de la pupille, mais je remarquai que la portion de l'iris correspondant à la plaie, était venue s'appliquer contre la section ; j'instillai plusieurs fois de l'ésérine, et cette adhérence se rompant, la pupille redevint parfaitement libre.

Quand j'eus été témoin de ce fait, je compris que la thérapeutique oculaire possédait dans l'atropine et l'ésérine à l'état de sulfate *neutre*, deux remèdes parfaitement antagonistes, doués tous deux d'une activité remarquable.

Je pourrais multiplier ces exemples ; mais cela me paraît inutile, donnant ceux-ci, pour ainsi dire, comme types.

M. Laqueur a, le premier, observé que l'ésérine agit favorablement dans le glaucome ; évidemment ce ne peut être qu'en diminuant dans une certaine mesure la tension intraoculaire. Mais comment produit-elle cette diminution de tension ? Est-ce en contractant les parois vasculaires et en facilitant ainsi la circulation ? Est-ce en dégageant un peu l'angle iridien et favorisant la filtration au dehors du trop plein de l'œil ? Chacune de ces explications peut avoir sa valeur. Malheureusement, l'amélioration est passagère et on ne devrait pas, par l'emploi d'un moyen douteux, laisser passer le moment opportun pour pratiquer l'iridectomie ou la sclérotomie, opérations qui trouvent dans l'usage de l'ésérine, un adjuvant utile.

Cette activité bien constatée, il était naturel qu'on essayât d'instiller de l'ésérine tout de suite après l'extraction de la cataracte avec iridectomie ; tantôt pour bien fixer dans sa position naturelle l'iris, susceptible de faire hernie dans la plaie à la suite de quelque effort imprudent du malade ; tantôt pour ramener à sa place un des côtés de l'iris excisé, manifestant la tendance à s'enclaver dans la plaie. Cette pratique a ses avantages, et je suis disposé à m'y conformer ; mais, à mon avis, il n'est pas prudent d'instiller de nouveau de l'ésérine, le lendemain de l'opération, sauf indication spéciale. Il ne faut pas oublier que l'iritis est toujours à redouter après l'opération de la cataracte et l'emploi de l'ésérine est certainement capable de provoquer cet accident.

Ceci m'amène à parler des inconvénients de l'ésérine

et de ses contre-indications : un jour je fus appelé à donner mes soins à une femme âgée et très-faible, atteinte d'un ulcère large de la cornée, en pleine suppuration, et qu'un de mes confrères traitait par des instillations d'atropine. La pupille était largement dilatée et par conséquent il n'y avait pas encore de complications du côté de l'iris. En pressant dans la région du sac lacrymal, je fis sourdre par les points lacrymaux une certaine quantité de pus ; j'avais donc affaire à un ulcère cornéen, infecté par le voisinage d'une affection des voies lacrymales, cas malheureusement très-commun et difficile. Malgré une résistance assez opiniâtre, j'incisai le conduit lacrymal supérieur et portai le couteau étroit de Weber jusque dans le canal nasal, de manière à permettre un facile écoulement, par le nez, de la sécrétion du sac. En même temps je prescrivis de l'ésérine. Comme par enchantement, toute douleur disparut, et je constatai, le lendemain, que l'ulcération de la cornée ne suppurait presque plus ; la pupille dilatée par l'atropine avait cédé aux instillations répétées d'ésérine et était devenue étroite. Le surlendemain, l'ulcère avait conservé un très-bon aspect et la sécrétion conjonctivale restait très-modérée ; mais je m'aperçus que la pupille n'était pas parfaitement régulière, et la malade avait accusé quelques douleurs névralgiques. Un peu décontenancé, je fis reprendre l'usage de l'atropine, et je constatai que deux adhérences du bord pupillaire s'étaient produites. La chose n'eut pas de suites ; mais ce fait me prouva que *l'ésérine peut provoquer l'iritis.* Ce n'est donc pas sans une certaine justesse d'observation, que les instillations alternatives d'ésérine et d'atropine ont été conseillées par certains oculistes. Je suis obligé, en outre, de conclure de ce fait et de quelques autres semblables, que l'ésérine a trop d'activité pour être conseillée aux malades du dehors, quand l'on ne pourra surveiller pour ainsi dire journellement les effets du remède.

Enfin, tous les praticiens ont observé, après l'emploi prolongé de l'ésérine (ou même au début chez des sujets

prédisposés), le développement d'une conjonctivite intense
et rebelle, fort analogue à celle que produit l'atropine.

Malgré ces inconvénients qui exigent de la part du médecin une attentive surveillance, le sulfate neutre d'ésérine
reste un médicament précieux, dont les indications se préci-
seront de plus en plus avec le temps, mais qui semble dès
aujourd'hui utile : dans le traitement des affections de la
cornée *accompagnées de suppuration*, surtout quand il
n'existe pas de tendance à l'iritis, ce que l'on juge à la mo-
bilité bien marquée de la pupille ; dans le glaucome,
comme adjuvant des moyens chirurgicaux; dans l'opération
de la cataracte ou de l'iridectomie, pour éviter l'accident si
fâcheux de la hernie de l'iris.

Pourtant un grave défaut empêche encore la vulgarisation du sulfate neutre d'ésérine : c'est son prix très-élevé
(18 fr. le gramme) et son altérabilité très-facile par l'humi-
dité. Ce dernier inconvénient peut être évité si l'on a soin
de tenir le produit dans un petit flacon bouché à l'émeri et
légèrement ciré avec de la cire vierge fondue. J'en ai conservé ainsi plus d'une année sans la moindre altération.

Nous ne saurions trop engager les fabricants de ce produit,
à baisser dans la mesure du possible son prix énorme, en
même temps qu'il semble juste que, pour certains produits,
MM. les Pharmaciens veuillent bien se contenter d'un très-
minime bénéfice, quand il s'agit de malades peu fortunés (1).

CHLORHYDRATE ET NITRATE DE PILOCARPINE.— *Irido-choroïdites ;
troubles du corps vitré.* — Je ne m'étendrai pas aussi longue-
ment sur les mérites de ce nouvel alcaloïde tiré, comme on
sait, du jaborandi et dont les principales propriétés sont de
déterminer une abondante salivation, en même temps que

(1) On trouve du sulfate neutre d'ésérine irréprochable, à la pharmacie
Duquesnel, rue du Faubourg-St-Denis, 42, à Paris. Si je me permets de donner ici un nom et une adresse, c'est qu'il existe (on le conçoit aisément, vu le
prix) dans le commerce, de nombreuses falsifications ou, tout au moins, des
produits inférieurs qui, à prix égal, n'ont presqu'aucune activité.

2

des sueurs profuses. On l'a conseillé en injections sous-cutanées (4 gouttes, chaque jour, d'une solution au 10me,
injectées au bras), dans les troubles du corps vitré, les irido-
choroïdites chroniques ou sclérites ; les bons effets de ce
traitement, sont loin d'être constants et nous connaissons
des malades qui , après plus de cinquante injections ,
n'éprouvaient aucune amélioration de la vue. Il s'en trouverait
peu qui voulussent prolonger encore une expérience aussi
désagréable. Aussi pensons-nous que ce moyen, qu'il faut
connaître pour en user, quand tout semble échouer , ne se
généralisera pas.

En collyre, on l'a donné comme succédané de l'ésérine.
Il contracte, en effet, la pupille et ne serait nullement irri-
tant pour la conjonctive ; mais il est aussi moins actif ; et
on préfèrera l'ésérine, jusqu'au moment où se montrera une
véritable intolérance pour ce remède. En somme , cette
question est encore douteuse.

J'arrête ici cette revue des indications thérapeutiques des
principaux remèdes dont on se sert journellement en oculistique. Il est inutile d'en trop multiplier le nombre ; ceux
dont j'ai parlé suffisent dans presque tous les cas; le point
principal pour les employer avec succès, est de donner au
diagnostic la précision la plus rigoureuse.

II.

QUELQUES CONSIDÉRATIONS SUR L'OPÉRATION DE LA CATARACTE.

Il y a environ dix ans, on connaissait peu la méthode d'extraction de la cataracte sénile, par une plaie relativement étroite, avec l'adjonction systématique de l'excision d'une partie de l'iris en regard de la plaie, qui facilite d'une manière si évidente le dégagement de la lentille. Les chirurgiens de notre région pratiquaient encore, pour la plupart, l'abaissement de la cataracte; quelques-uns à peine, avaient essayé l'extraction à grand lambeau, comme la faisaient Sichel ou Desmarres.

Au progrès actuel, resteront attachés les noms de Schuft, pour les débuts; et plus tard ceux de Critchett, Bowman et surtout de Graefe. Si ce dernier a eu l'idée, qui restera définitivement, de pratiquer la plaie avec un couteau très-étroit, permettant à l'opérateur de manœuvrer dans la chambre antérieure avec une liberté et une sécurité complètes, il poursuivit à tort sa pensée primitive de donner à la plaie la forme d'une ligne presque droite; car une condition avantageuse pour l'engagement de la lentille dans la plaie est que ses lèvres s'écartent aisément. Il fit également fausse route en conseillant de pratiquer l'incision en un point très-périphérique de la chambre antérieure, parce que le voisinage si rapproché de la zonule et du corps ciliaire prédisposait à un prolapsus toujours fâcheux du corps vitré ou à une inflammation dangereuse de la région ciliaire. Critchett et Bowman, au contraire, avaient été bien inspirés avant lui, en conseillant de faire une incision ayant l'étendue du tiers supérieur de la cornée, en suivant très-exactement le bord de cette membrane; mais le couteau lancéolaire qu'ils employaient, permettait difficilement une section d'une telle dimension ; en sorte que l'on était à peu près constamment obligé, par suite de l'étroitesse relative de la plaie et malgré l'excision de l'iris, d'aller harponner dans l'œil le cristallin avec une curette ; pratique essentiellement dangereuse, pour des motifs nombreux, sur lesquels il est inutile d'insister ici, puisqu'elle est entièrement abandonnée.

Mais on voit tout de suite le parti que pouvaient tirer les praticiens non aveuglés par l'esprit de système, de la double connaissance des inconvénients d'une plaie trop périphérique ou trop linéaire et de la possession d'un couteau étroit, qui, agissant par ponction et contreponction, donnait la faculté, tout en suivant exactement le bord de la cornée, de faire, à volonté, une plaie plus ou moins grande, en ponctionnant l'œil en un point plus ou moins rapproché du diamètre horizontal. C'est, en effet, de ces considérations, qu'est née la méthode qui appartient un peu à tout le monde et qui consiste à pratiquer avec le couteau de Graefe une incision occupant environ et au plus le tiers de la cornée, en la faisant suivre d'une excision plus ou moins large de l'iris, selon les circonstances. On est convenu de nommer encore cette manière d'agir la méthode de Graefe ; et, à tout prendre, cela ne me paraît pas injuste, malgré les modifications heureuses qu'a subies sa première manière ; parce que c'est l'emploi de son couteau et de la plupart des autres manœuvres opératoires venues de lui, qui ont rendu la méthode *par incision étroite*, réellement supérieure aux anciennes méthodes, et ont permis sa rapide vulgarisation.

J'ai modestement concouru, pour notre région méridionale, par plusieurs communications faites à la Société de médecine de Toulouse, et par des publications successives, à la vulgarisation d'une méthode que je considère comme une

des plus belles conquêtes de la chirurgie contemporaine ,
en même temps qu'un grand bienfait pour l'humanité. On
ne trouvera pas sans doute , de longtemps, un procédé qui
donne moins d'un insuccès sur 20 opérations.

Cette cause est donc aujourd'hui gagnée et j'aurais pu
passer ce sujet sous silence; mais il ne m'a point paru possible d'écrire sur diverses questions d'oculistique, sans dire
un mot, touchant l'opération la plus importante de la chirurgie
oculaire. Je me bornerai seulement à noter au courant de la
plume, les observations qu'ont pu m'inspirer quatre années
d'expérience, écoulées depuis ma dernière publication sur la
matière; et à citer quelques faits auxquels on reconnaîtra,
je l'espère, un certain intérêt pratique.

Quant à la manière dont je pratique personnellement
l'opération, je fais l'incision en haut dans la plupart des cas,
en suivant exactement le bord de la cornée; mais quand
certaines circonstances me paraissent devoir favoriser outre
mesure la sortie de la lentille et du corps vitré, telles que
la tension ou la proéminence exagérées de l'œil, ou l'indocilité subite du malade, je ramène notablement en avant le
tranchant du couteau pour avoir une plaie plus linéaire et
par suite moins susceptible de s'entr'ouvrir, si quelque violente contraction de l'orbiculaire survient. Il m'arrive mêm
de faire la plaie en bas chez des malades par trop difficiles ,
afin de pouvoir enlever l'écarteur après l'excision de l'iris;
j'agis de même quand il y a des raisons de craindre la suppuration de la plaie par infection de voisinage, chez des
malades d'une condition sociale très-inférieure qui , négli-
geant les soins de propreté les plus vulgaires, ont presque
toujours la conjonctive palpébrale ou les voies lacrymales
en mauvais état. Il est, de cette manière, très-facile de rouvrir la plaie le lendemain pour vider le contenu de la chambre
antérieure, si on le croit nécessaire; tandis que l'introduction
d'un instrument quelconque entre les bords de l'incision
devient difficile et même dangereuse , quand celle-ci va se
cacher sous la paupière supérieure, le malade portant l'œil

invinciblement en haut, par crainte d'un attouchement douloureux ou pour fuir la lumière.

Après quelques essais (7 opérations dont 1 insuccès), j'ai
abandonné la méthode que M. de Wecker, faisant un retour
en arrière, a préconisée, il y a quatre ans, sous le nom de
méthode à petit lambeau périphérique, sans iridectomie.
Malgré toutes les précautions et l'emploi de l'ésérine, il
n'est pas rare de voir se produire la hernie de l'iris ou la
rétention de masses corticales masquées par l'étroitesse de
la pupille et qui viennent obstruer, le lendemain, le champ
pupillaire; cette méthode expose, comme l'ancienne méthode
à lambeau, à un accident immédiat ou même ultérieur, si
le malade est très-indocile ou imprudent, ce qui n'est pas
rare. Ce procédé, excellent en soi, ne serait guère appli-
cable qu'à des sujets relativement jeunes, d'une tranquillité
assurée, dont l'œil offrirait une tension très modérée, une
proéminence moyenne, toutes conditions plutôt exception-
nelles que normales. J'ajouterai que ce n'est pas sans une
certaine satisfaction que j'ai vu, cet été, mon ancien maître,
pratiquer de nouveau l'extraction à très-petit lambeau avec
iridectomie, ce qui m'a convaincu qu'il avait reconnu lui-
même les inconvénients de sa méthode. Les malades, qui
veulent bien nous accorder leur confiance, ne désirent
pas une opération brillante, exécutée en un tour de main
et par une sorte de prestidigitation ; mais une opération
entourée de toute la prudence possible, avec la sécurité
que fournit à l'opérateur la fixation de l'œil pendant
toute sa durée.

Il est bien entendu, que les règles posées plus haut pour
l'opération de la cataracte sénile, doivent être modifiées
quand il s'agit de jeunes sujets (au-dessous de 35 ans), ou
d'enfants. Chez les premiers, la mollesse de la cataracte par
suite de l'absence d'un noyau dur, permet de pratiquer
l'extraction par une plaie étroite, faite dans la cornée avec
le couteau lancéolaire, non suivie de l'excision d'une partie
de l'iris. C'est d'ailleurs chez les jeunes sujets surtout, qu'il

convient de conserver une pupille bien ronde, de manière qu'il ne demeure aucune trace visible de l'opération. Quant aux enfants, leur indocilité pendant et après l'opération, constituant un danger pour la cicatrisation de la plaie, il est convenable d'éviter le plus possible toute incision, même de faible étendue ; et l'on doit, en règle générale, pratiquer la discision de la cataracte avec une aiguille, la résorption de la substance du cristallin se faisant chez eux avec une merveilleuse facilité. Il y a pourtant quelques exceptions ; quand, par exemple, il existe une opacité capsulaire très-dense, on peut être contraint d'aller la saisir à l'aide de pinces délicates, ce qui ne peut se faire qu'à la suite d'une incision.

Après plus de quatre cents opérations, en présence des marques de confiance qu'un grand nombre de confrères ont bien voulu me donner, et dont je leur exprime ma sincère gratitude, il me paraît inutile de dresser ici, comme je l'ai fait, dans mes précédentes publications, une statistique comprenant les noms de tous mes opérés, en regard du résultat obtenu.

J'ai rencontré à peu près toutes les formes de cataracte décrites par les auteurs. Comme cataractes d'enfant, j'ai vu un certain nombre de cas de cette forme partielle et stationnaire, qui atteint une portion centrale plus ou moins large de la lentille, en laissant la périphérie transparente (catar. zonulaire). Je me suis borné dans tous les cas, à mettre à nu la partie transparente du cristallin, par une étroite pupille artificielle. Il m'a été fourni récemment l'occasion de reconnaître la justesse de l'observation de M. Horner, qui a constaté, comme coïncidant avec la cataracte zonulaire, un développement incomplet de l'émail des dents ; mon petit malade avait aussi une tendance marquée à l'hydrocéphalie ; ses facultés intellectuelles étaient peu développées; on voyait, à l'aide de l'ophthalmoscope, de petits staphylomes postérieurs et tout indiquait que l'enfant était très-myope.

J'ai opéré par discision plusieurs très-jeunes enfants; entr'autres, une petite fille de 3 ans, atteinte de cataracte molle complète et qui n'était point congénitale, puisque l'un des deux yeux a été atteint une année après le premier. Cette enfant fort intelligente et d'une douceur extrême de caractère, n'a presque pas lutté dans l'opération, bien qu'elle ne fût point anesthésiée. L'acuité de la vue est devenue remarquable dans ce cas. J'ai opéré 2 enfants âgés, l'un de 9 ans, l'autre de 12 ans, atteints de cataracte depuis la naissance. Malgré une guérison facile, la vision bien que très-améliorée, est restée imparfaite, les yeux étant affectés de ces mouvements choréiques (nystagmus), qui surviennent le plus souvent quand la vue est mauvaise dès la première enfance. Aussi ne saurions-nous trop engager nos confrères, à opérer de bonne heure les enfants atteints de cataracte congénitale, ou à les adresser sans retard à un opérateur. En agissant ainsi, on donnera aux petits malades une acuité de vue suffisante, pour qu'ils puissent recevoir une instruction convenable. Il existe à cet égard une erreur trop répandue, qui fait conseiller d'attendre, pour opérer, le développement de l'enfant ; il n'y a à cela aucun avantage appréciable, même pour la facilité de l'opération, les enfants se défendant d'autant plus qu'ils ont acquis une plus grande vigueur.

J'ai observé que l'opacification spontanée de la lentille survient chez de jeunes adultes ayant jusque-là joui d'une vue excellente, aussi bien chez des sujets doués d'une constitution robuste, que chez ceux dont le développement physique était au-dessous de la moyenne. Parmi les premiers, je citerai un garçon boulanger âgé de 24 ans, d'une constitution athlétique, dont j'ai opéré les deux yeux successivement atteints à une année d'intervalle ; une femme de 30 ans, d'une santé florissante. Chez tous les jeunes sujets j'ai remarqué la rapidité extrême de la guérison sans la moindre complication.

J'ai vu d'assez nombreux cas de cataracte traumatique ; j'ai pu dernièrement encore constater que des phénomènes glaucomateux peuvent aisément se produire dans ces circonstances, même chez de jeunes sujets, et que l'opération de l'iridectomie peut abattre comme par enchantement les douleurs et l'inflammation, sans qu'on ait à toucher en même temps à la cataracte souvent très-incomplète. Aussi est-ce seulement, quand cette dernière présente des signes de gonflement excessif et quand des fragments volumineux font hernie ou tombent dans la chambre antérieure, que l'on doit chercher à évacuer la substance bien ramollie, s'il survient de violentes douleurs névralgiques.

Quant à la cataracte sénile, j'en ai vu de toutes les formes, jusqu'à celle qu'on a appelée noire, et dont la couleur n'a compliqué en rien les suites de l'opération. J'ai opéré des sujets de tout âge, plusieurs de 78 à 80, jusqu'à un malade âgé de 85 ans.

Les seules difficultés opératoires bien réelles que l'on éprouve tiennent d'ordinaire à l'indocilité des malades, ou quelquefois à l'ancienneté par trop grande de la cataracte, qui produit, à la longue, une notable cohésion de la lentille desséchée, avec son enveloppe épaissie et rigide. Quand on veut déchirer la capsule, le kystitome s'implante dans un tissu résistant et comme parcheminé; et si l'on continue les tentatives, on voit la cataracte s'avancer en masse et se luxer, en sorte qu'elle n'a aucune tendance à s'engager dans la plaie, la partie qui se présente étant le centre de la lentille, au lieu de son bord tranchant. Cet inconvénient sérieux se produit fréquemment dans ces circonstances, et me paraît difficile à éviter, même quand on l'a parfaitement prévu. Il faut évidemment redoubler de délicatesse dans la manœuvre de l'incision de la capsule, et si l'on éprouve trop de difficultés, tâcher d'enlever un large lambeau de la capsule à l'aide de pinces à iridectomie.

Il est donc, d'une haute importance, que les médecins conseillent à leurs clients de ne pas attendre pour se faire opérer, que la cataracte soit très-ancienne. Dès qu'un œil manifestement atteint, ne permet pas au malade de compter facilement les doigts qu'on lui présente, la cataracte peut être considérée comme *mûre*, selon le terme vulgaire, mais accepté.

On parle beaucoup depuis quelque temps de pansements antiseptiques, solution phéniquée au 100ᵉ ou boratée (acide borique 4 gram. pour 100 d'eau dist.). Je ne voudrais pas contredire l'opinion d'hommes de valeur , pour le mérite desquels j'ai la plus grande estime ; pourtant , il ne doit pas être sans inconvénients d'introduire *systématiquement* dans l'œil des agents irritants , et je crois devoir réserver cette pratique pour les cas où je crains de voir survenir la suppuration de la plaie par infection de voisinage (conjonctivite chronique , affections des voies lacrymales). Les occasions de ce genre ne sont d'ailleurs pas bien rares, et, il faut l'avouer , la plupart des insuccès trouvent leur origine dans ces redoutables complications. C'est bien là le danger , que des opérations même irréprochables et toutes les précautions possibles parviennent difficilement à éloigner , parce qu'il s'agit presque toujours de malades pauvres , étrangers à la ville, auxquels la pénurie des ressources ne laisse pas la possibilité de recevoir des soins préparatoires prolongés.

Quand la conjonctive ne présente aucune sécrétion anormale , un pareil surcroît de prudence me paraît exagéré. J'avouerai d'ailleurs que je n'ai pas une confiance illimitée en ces nouveaux agents, destinés à remplacer presqu'au gré de la mode, d'autres moyens, dont, après expérience, je n'ai pu absolument accepter l'action desséchante sur la conjonctive ou la cornée en voie de suppuration. J'aurais plus de confiance dans la réouverture de la plaie destinée à permettre l'évacuation des produits morbides contenus dans la chambre antérieure , dont l'accumulation ne peut qu'aggraver une situation déjà compromise. Un fait accidentel, qu'on lira plus loin, vient à l'appui d'une intervention hâtive , quand la suppuration ne trouve d'ailleurs aucune cause trop sérieuse dans quelque grave défaut des manœuvres opératoires.

Une ou deux instillations d'ésérine aussitôt l'opération terminée, me paraissent presque toujours utiles pour éviter l'enclavement de l'iris ou seulement son adhérence dans une portion de la plaie.

Faut-il décidément supprimer les instillations d'atropine à la suite de l'extraction de la cataracte? Les deux dangers à redouter sont la suppuration de la plaie et l'iritis. Le premier de ces accidents est le plus menaçant, tant par la rapidité de son évolution que par sa gravité extrême; car la suppuration, partie de la plaie, gagne vite la chambre anté-rieure, l'iris et même le fond de l'œil, en compromettant fort le résultat final; aussi faut-il éviter, autant que pos-sible, les instillations d'atropine jusqu'à ce que le danger de la suppuration soit à peu près passé, jusqu'au troisième jour environ; mais il faut observer avec soin l'état de l'iris, parce que insidieusement il peut survenir une certaine in-flammation de cette membrane, suivie d'adhérences et d'ex-sudats légers sur la capsule, qui laissent plus tard une acuité médiocre de la vue. On ne peut donc formuler une règle à l'avance; c'est l'observation exacte de chaque cas qui doit fixer la conduite à tenir. Si on craint la suppura-tion, par l'aspect de la plaie ou l'abondance de la sécrétion sur les linges de pansement, il ne faut pas instiller de l'atropine; si une légère injection de l'œil et un certain trouble du champ pupillaire sont les phénomènes dominants, il faut dilater la pupille, et le plus souvent l'on verra l'état de l'œil s'améliorer immédiatement.

Quant aux instillations que tous les chirurgiens pra-tiquaient avant l'opération, on a bien fait d'y renoncer entièrement; car il est certain qu'en s'en abstenant, l'iris rentre plus exactement à sa place, après la sortie du cris-tallin.

Deux faits intéressants termineront ces considérations.

Heureux accident à la suite d'une extraction de cata-racte. — Dans un article des *Annales d'oculistique* (juillet-août 1876), M. de Wecker conseille d'intervenir par l'iridotomie ou iritomie, *peu de temps* après l'extraction de la cataracte, quand cette opération est menacée d'insuccès par des accidents inflammatoires. Il s'agit plus particulièrement, dans cette note, des accidents qui suivent la suppuration de la plaie, puisqu'il y est plusieurs fois question de la nécessité possible d'évacuer un hypopion; cet accident étant rare après la cicatrisation de la plaie.

Cette pratique hardie est assez contraire aux idées reçues, pour laisser une certaine hésitation dans l'esprit de plus d'un opérateur. Jusqu'à aujourd'hui, de Graefe et ses élèves avaient toujours conseillé d'attendre, pour faire une nouvelle opération, que les effets d'une première intervention fussent épuisés, de peur que, donnant par un nouveau traumatisme, un coup de fouet à une inflammation mal éteinte, il ne se produisît dans le champ pupillaire, des exsudations plus épaisses que celles qu'on avait voulu détruire, voire même quelquefois l'atrophie de l'organe.

M. de Wecker lui-même avait paru, dans ses précédentes publications sur l'iridotomie, accepter cette règle de prudence, et s'il est venu tout à coup encourager les opérateurs à une intervention hâtive, ce n'est sans doute pas dans tous les cas. Il restera naturel d'attendre un certain nombre de mois, pour retoucher à un œil atteint de réaction inflammatoire *modérée*, devant se terminer par une simple opacité secondaire. Mais dans d'autres circonstances, des accidents beaucoup plus graves amèneront rapidement la perte de l'œil si on n'intervient au plus tôt; voilà, je crois, la pensée de l'auteur.

Même avec ces nuances et surtout à cause des difficultés que l'on risque fort de rencontrer chez bien des malades, pour leur faire accepter une nouvelle opération *inattendue*, quand ils sont encore aux prises avec les suites de la première, j'étais disposé à me tenir pour un temps sur une certaine réserve, lorsqu'un fait vraiment extraordinaire, survenu chez une de mes opérées, m'a complétement converti à la pratique de l'intervention hâtive préconisée par mon ancien maître.

Voici brièvement la relation de cette observation curieuse :

Le 9 novembre 1876 , je pratiquai l'extraction d'une très-vieille cataracte chez Mme D....., de Toulouse , âgée de 53 ans. L'opération marcha à souhait et l'essai immédiat de la vision fut aussi satisfaisant que possible. Pendant trois jours, il n'y eut aucun accident; on voyait seulement un peu de sang adhérent aux restes de la capsule. La vue était d'ailleurs très-bonne et la plaie semblait déjà réunie , lorsqu'à la fin du quatrième jour, j'aperçus vers son centre un petit point jaunâtre. Cet accident insolite me surprit et m'inquiéta avec raison ; car, dès le lendemain, la suppuration s'étendit d'un bout à l'autre de la plaie , et la pupille se troubla au point que, vers le huitième jour, la malade distinguait seulement la flamme d'une bougie. Ne pouvant trouver la cause de cette suppuration tardive , ni dans la coïncidence d'une affection de la conjonctive ou des voies lacrymales , ni dans une irrégularité dans les manœuvres opératoires , ni dans la rétention de masses corticales, j'étais réduit à penser que, vu l'ancienneté de la cataracte, quelque lambeau rigide de la capsule s'était enclavé dans le trajet de la plaie et avait causé ces désordres. La malade très impressionnable, passait de mauvaises nuits et était fort inquiète.

Le 10e jour, à ma visite du soir, comme elle me pressait de questions, je dus lui répondre que je ne pouvais encore savoir d'une manière certaine le résultat final, que d'ailleurs il n'y avait rien de perdu. Mais comme je me levais pour me retirer et couper court à de nouvelles questions , la malade, littéralement foudroyée par une syncope, vint rouler à mes pieds, la face contre terre. Aidé de son mari, je la mis aussitôt sur son lit et j'aperçus une blessure assez profonde vers la racine du nez , en même temps que je remarquai au-dessous de la fente palpébrale un peu de liquide rosé. Evidemment la malade s'était heurtée dans sa chute à quelque corps dur, sans doute le bras du fauteuil où elle était assise : aussi fut-ce avec une certaine émotion que j'entr'ouvris ses paupières, craignant de nouveaux et irrémédiables accidents. A ma grande surprise, la pupille si louche tout à l'heure, était maintenant parfaitement noire. Je présentai mes doigts qui furent distingués aussi vite et aussi bien que possible. Enfin, je vis au bord de la plaie une membrane épaisse qui y adhérait encore et n'était autre chose que la capsule sortie de l'œil. Il n'y avait plus d'hypopion, mais une petite traînée de sang dans la chambre antérieure, résultant de la rupture brusque des adhérences de la capsule avec l'iris. J'enlevai simplement cette membrane avec des pinces, et comme la plaie était un peu béante, je m'empressai de remettre le bandeau compressif.

Tout cela s'était fait en moins de temps qu'il n'en faut pour l'écrire, et déjà je cherchais à me prouver à moi-même que le nettoyage de la pupille et le rétablissement de la circulation de l'humeur aqueuse en avant et en arrière de l'iris, pouvaient avoir d'heureuses conséquences. Mais quel avait été le degré de la violence que l'œil venait de subir, qui avait été suffisant pour rompre la cicatrice et chasser au dehors, en la déchirant, une grande partie de la capsule du cristallin ? S'était-il écoulé beaucoup ou peu de corps vitré ? Quels accidents allaient se produire ?

C'est avec ces idées que je quittai ma malade ; mais les suites furent des plus simples, la nuit fut excellente ; et vingt-quatre heures après, en changeant le pansement, je constatai une amélioration notable. A peine existait-il un peu de suppuration au bord de l'iris et sur le trajet de la plaie ; la partie de la pupille débarrassée de la capsule, restait bien noire. Je considérai, dès ce moment, la guérison comme assurée ; ce qui eut lieu sans autres accidents et sans la moindre intervention de ma part.

Le 25 décembre, six semaines après l'opération, un mois à peine après cette chute si singulière et si heureuse, la malade lisait couramment le n° 6 de l'échelle de Jaeger (1).

(1) Je puis ajouter qu'aujourd'hui, près de 3 ans après cet accident, la guérison persiste comme au premier jour.

Ce fait a-t-il besoin de commentaires ? Evidemment non. L'évacuation brusque du pus et l'enlèvement violent d'une large portion de la capsule, avaient rendu la vie à cet œil, qui se serait probablement perdu entièrement, ou aurait tout au moins exigé une opération ultérieure, fort chanceuse dans ses suites.

Et si la guérison a pu succéder aux hasards d'un tel accident, ne devra-t-elle pas se produire bien plus sûrement à la suite d'une intervention opératoire parfaitement calculée et méthodiquement exécutée?

Une seule observation reste à faire. L'iritomie ne sera pourtant pas toujours nécessaire. Selon la pratique conseillée par Alfred de Graefe, quand survient la menace de la suppuration, on devra, à l'aide d'un stylet, écarter les bords de la plaie pour faire le nettoyage de la chambre antérieure, et l'on aura quelquefois des succès par cette manœuvre si simple, répétée plusieurs fois, si c'est nécessaire.

J'ai cru utile de donner à ce fait une certaine publicité, comme un encouragement à ne pas rester inactif, quand arrivent à la suite de l'extraction de la cataracte, ces accidents inflammatoires heureusement assez rares aujourd'hui, mais qui donnent, quand ils ont lieu, autant d'ennui à l'opérateur qu'au malade.

Cataracte double chez une malade atteinte de goître exophthalmique. Extraction suivie de guérison. — Bien que l'entité morbide à laquelle Graves et Basedow ont attaché leur nom, ait fourni de nombreux cas d'observation, on n'a pas signalé l'opacification du cristallin comme coïncidant, même rarement, avec l'exophthalmie, le gonflement du corps thyroïde et les troubles circulatoires, phénomènes principaux et caractéristiques du goître exophthalmique.

La plupart des auteurs citent seulement, parmi les accidents oculaires : tantôt la turgescence des veines de la rétine, observée surtout pendant les paroxysmes de l'exophthalmie;

tantôt des infiltrations purulentes de la cornée, pouvant aller jusqu'au sphacèle de cette membrane; le plus souvent, une irritation plus ou moins vive de la conjonctive : toutes ces complications devant être attribuées à la gêne quelquefois extrême de la circulation ; à une entrave excessive dans la nutrition de la cornée ou à un défaut de protection de l'œil contre les agents extérieurs, par suite de l'occlusion incomplète des paupières.

C'est donc sa rareté même, qui m'a engagé à publier l'observation suivante :

Il y a environ un an, on amena à ma consultation une femme de 55 ans, se traînant péniblement, déjà voûtée, malgré son âge peu avancé. Je fus frappé de l'expression d'effroi que présentait son regard et de la proéminence extraordinaire de ses yeux. Si l'on soulevait un peu la paupière supérieure déjà fortement rétractée, l'œil paraissait tout entier hors de sa cavité. On voyait battre, à distance, les artères du cou avec une extrême violence. Le gonflement très-marqué du corps thyroïde complétait le diagnostic du goître exophthalmique. La malade, qui avait consulté sans succès un grand nombre de médecins, ne venait point me demander un remède contre ce qu'elle appelait l'asthme, ni contre l'exophthalmie; elle était particulièremnnt préoccupée d'un trouble de la vue qui, disait-elle, faisait chaque jour de grands progrès. L'examen des yeux me démontra que les deux cristallins étaient déjà assez opacifiés pour empêcher tout examen du fond de l'œil à l'ophthalmoscope.

On ne pouvait guère augurer rien de bon d'une telle situation ; je renvoyai la malade en lui conseillant des toniques et un peu de digitale, dans le but de gagner du temps. Je revis cette femme deux ou trois fois dans l'espace de six mois, au bout desquels les cataractes étaient complètes. En même temps son état général s'était un peu amélioré; le tumulte de la circulation était moindre, de même que le goître et l'exophthalmie, bien que l'expression d'effroi caractéristique, occasionné par le spasme, du releveur de la paupière, persistât encore. L'examen de la perception lumineuse prouvait que la sensibilité de la rétine était bien conservée! La malade exigeant, en quelque sorte, que tout fût tenté pour lui rendre la vue, on pouvait opérer; mais il fallait inciser un œil littéralement hors de l'orbite, et traverser ensuite les péripéties bien chanceuses de la cicatrisation de la plaie, sur un organe prédisposé à la suppuration, par l'occlusion incomplète des paupières.

Après quelques hésitations, j'acceptai, de tenter l'extraction fort délicate de la cataracte, sur l'œil gauche. Je me gardai d'appliquer un écarteur entre les paupières et, prévoyant une trop facile sortie de la lentille, je fis la plaie en bas, en ramenant fortement en avant le tranchant du couteau, de manière à éviter presque complètement de faire une plaie à lambeau; puis j'excisai une très-petite partie de l'iris. À peine la capsule incisée, j'exerçai une très-légère pression sur la lèvre inférieure de la plaie, et le cristallin s'échappa, tandis que j'abaissais rapidement la paupière supérieure pour fermer toute issue au corps vitré.

Le lendemain et les jours suivants, il se fit un chémosis séreux assez prononcé, ainsi qu'un peu de sécrétion muqueuse; néanmoins la plaie se cicatrisa sans suppuration, en sorte que la malade quittait ma clinique le huitième jour, en très-bonne voie de guérison (1).

Cette observation prouve, que la cataracte peut survenir dans le cours du goître exophthalmique, sans être accompagnée d'aucune lésion grave des membranes profondes de l'œil, ce qui est un point d'une grande importance pratique; et qu'on peut l'opérer avec succès par extraction, malgré l'augmentation des difficultés opératoires, en agissant avec une grande prudence et en faisant autant que possible une plaie presque linéaire ; une méthode à lambeau donnerait à peu près infailliblement un insuccès en pareil cas. Aucun raisonnement ne saurait mieux démontrer la supériorité de l'extraction par une plaie étroite, telle qu'elle se pratique aujourd'hui.

(1) Cette malade a été présentée à la Société de médecine de Toulouse, dans la séance du 21 mai 1878, parfaitement guérie, ayant une très-bonne vue.

III

DU TRAITEMENT CHIRURGICAL DES ABCÈS ET DES INFILTRATIONS PURULENTES GRAVES DE LA CORNÉE. (1)

Comme l'indique le titre de ce travail, laissant de côté les cas nombreux d'ulcérations légères de la cornée succédant à des pustules, de même que les ulcères simples, dont les bords peuvent être plus ou moins tapissés de pus, je veux particulièrement parler des cas de kératite suppurative, dans lesquels la suppuration gagnant de proche en proche, ou quelque autre complication de plus en plus menaçante, semblent vouer la cornée à la destruction et l'œil lui-même, à la perte plus ou moins complète de ses fonctions et même de sa forme. Ainsi envisagé, le sujet que je viens exposer me paraît d'une réelle importance.

Le traitement chirurgical des abcès de la cornée a été dans le passé, comme je le montrerai dans un instant, le sujet d'une divergence fort grande d'opinion, de la part des praticiens les plus autorisés ; il m'a paru utile de constater les progrès accomplis dans cette question, depuis peu de temps, et d'essayer ainsi de diminuer les craintes que pourrait encore inspirer l'intervention chirurgicale, lorsque le traitement médical s'est montré impuissant à éloigner les graves conséquences de la suppuration progressive de la cornée.

Quelques mots d'abord, sur ce qu'on entend par *abcès* de la cornée. Certains auteurs réservent ce nom à une collection

(1) Mémoire lu à la Société de médecine de Toulouse, dans la séance du 11 janvier 1874.

purulente se développant entre les lames de la cornée, et arrivant à se faire jour, soit au dehors en perforant les parties antérieures de la cornée, soit dans la chambre antérieure, en s'ouvrant une issue à travers la paroi interne de cette membrane ou seulement par diapédèse.

Mais ce type n'est pas le seul que les auteurs aient décrit ; il existe d'autres formes d'infiltration purulente de la cornée s'accompagnant, dès le début, d'une ulcération d'aspect plus ou moins sordide, mal délimitée ; telle est l'affection étudiée par Rosas, sous le nom de *kéralite à hypopion*; et celle que Saemisch a décrite récemment, sous le nom d'*ulcère serpigineux de la cornée* ; affections très-graves, offrant tous les carctères des abcès, la douleur, l'épanchement de pus dans la chambre antérieure, l'iritis, l'injection ciliaire.

Quant aux causes de ces diverses formes d'une même affection, de beaucoup la plus fréquente est le contusionnement de la cornée par des corps étrangers, dont l'atteinte n'offre pas la netteté des blessures que donnent les instruments tranchants. Parmi ces corps étrangers, citons : un éclat de bois ou de pierre, un grain de charbon, un épi de blé, un coup de fouet, etc., etc. La fréquence de la maladie, à l'époque des moissons, lui a quelquefois fait donner le nom d'ophthalmie des moissonneurs. On l'observe aussi *spontanément* chez des malades surmenés par un travail exténuant, chez des vieillards cachectiques, chez des sujets débilités par une maladie grave. Dernièrement, j'ai soigné un homme jeune, atteint d'un abcès de la cornée, pendant la convalescence pénible d'une pneumonie, qui avait manqué être funeste. J'ai observé la maladie chez des sujets très-scrofuleux, et j'ai plusieurs fois vu, dans ces circonstences, la suppuration très étendue de la cornée, se produire presque sans douleur ; j'en pourrais citer de frappants exemples. Ceci m'amène à reconnaître combien MM. Arlt, Wecker et d'autres ont bien observé, en signalant la coïncidence fréquente d'infiltrations purulentes très-graves, avec des blennorrhées du sac lacrymal; et je crois pouvoir dire d'une manière plus particulière, que ces cas se rencontrent quand la suppuration des voies lacrymales offre une certaine fétidité, comme cela est commun chez les sujets viciés par la diathèse scrofuleuse.

Ce n'est pas non plus sans raison que Arlt signale *par expérience*, dit-il, le danger de la suppuration de la plaie, quand on a tenté l'extraction de la cataracte ou une autre opération, sur un malade atteint d'une sécrétion plus ou moins abondante et surtout puriforme des voies lacrymales. J'ai eu, cette année même, un insuccès pour ce seul motif, la sécrétion refluant du sac lacrymal dans l'œil, ayant manifestement amené la suppuration de la plaie.

Après ces détails, trop longs peut-être, sur les causes multiples de l'affection et les principaux phénomènes qu'elle présente, j'arrive au point principal de ce travail, le *traitement* le meilleur des abcès graves de la cornée, compliqués ou non d'ulcération.

Sur le traitement médical, tout le monde est à peu près d'accord : quelques émissions sanguines locales chez les sujets les plus vigoureux ; les opiacés, et en particulier les injections sous-cutanées de morphine à la tempe, quand les douleurs sont très-vives; l'atropine (1), les compresses chaudes et humides : tous ces moyens ont de la valeur et peuvent donner, dans un certain nombre de cas, un soulagement momentané et même la guérison ; mais le plus souvent, le mal suit une marche progressive, malgré tout ; et l'on s'est demandé depuis longtemps, s'il faut alors ouvrir au pus une issue artificielle, comme cela se pratique en général pour toute collection purulente, ou si l'on doit s'abstenir de cette opération comme trop dangereuse. L'on pourra juger de la perplexité du praticien sans expérience personnelle suffisante, qui aurait cherché dans les auteurs les plus

(1) On emploie aussi, depuis quelque temps, le sulfate neutre d'ésérine (voir à la page 13).

compétents la solution de cette question. Voici quelques passages empruntés textuellement à divers Traités spéciaux :

D'après Mackenzie, « tous les auteurs s'accordent à dire qu'on ne doit pas tenter l'ouverture lorsque les abcès sont petits » : Il dit plus loin : « J'ai fréquemment ouvert avec la lancette des onyx plus étendus que celle-là, et *chaque fois* que je l'ai fait, il y a eu une si grande partie de la cornée détruite, qu'il en est résulté un staphylome », c'est-à-dire, bien entendu, la perte plus ou moins complète de l'œil. « Toutefois, quand l'abcès ne manifeste aucune tendance à s'ouvrir et menace d'envahir la totalité de la cornée, il faut ouvrir au pus une voie artificielle, ne fût-ce que pour épargner au malade la violente douleur qui accompagne l'onyx, et l'on ne doit présenter cette opération au malade que *comme un simple palliatif contre la douleur,* et non comme un moyen de conserver la vue, qui, en pareille circonstance, est *généralement* perdue... »

Chose singulière, après avoir si peu encouragé toute tentative opératoire, Mackenzie cite, sans la blâmer, la pratique de son compatriote Monteath, qui recommandait déjà, en 1829, d'une manière systématique, une ponction assez large de la chambre antérieure, renouvelée autant de fois que le pus se reproduisait, ne craignant pas d'aller saisir le plasma purulent avec des pinces, s'il était d'une consistance trop grande pour s'échapper spontanément.

Les commentateurs de Mackenzie, MM. Testelin et Warlomont (1857), font suivre l'article de l'auteur anglais des réflexions suivantes, tirées presque textuellement du traité de Desmarres, et tout aussi peu faites pour encourager les opérateurs : « Rien n'est plus contestable que l'utilité de livrer issue au pus de l'hypopion par une incision pratiquée à la cornée. Desmarres considère cette opération comme inutile et dangereuse: inutile, parce que le pus se résorbe spontanément dans la grande majorité des cas, et d'un autre côté parce que, devenu épais, il ne peut s'écouler au dehors ; dangereuse, parce que la plaie de la cornée peut provoquer

la suppuration complète de cette membrane et celle de l'œil
tout entier. Il ne pense pas que quelques succès puissent
justifier l'emploi d'un semblable moyen. C'est à peine s'il
conseille exceptionnellement la paracentèse simple de la
cornée avec l'aiguille qui porte son nom.

Foucher, qui a traduit et commenté en 1862 le traité de
Wharthon-Jones, dit tout simplement : « On ne doit jamais
ouvrir ces abcès, car on s'exposerait à ranimer l'inflammation de la cornée, et le plasma purulent qui les constitue ne
s'écoulerait pas. »

Certains ouvrages de la même époque reflètent pourtant
un esprit plus rigoureux d'observation : « Une question importante, dit de Wecker dans la 1re édition de son Traité, en
1863, consiste à savoir s'il ne faut pas *quelquefois* tenter
de traiter l'abcès par une intervention directe, soit en diminuant la tension de la cornée par une paracentèse, soit en
vidant le contenu de l'abcès lui-même. » Il conseille même
dans les cas rebelles, et je l'ai vu moi-même opérer ainsi,
de pratiquer sans hésitation une large iridectomie quand la
suppuration gagne incessamment. J'ai vu des succès par ce
moyen ; mais ils m'ont paru pouvoir être attribués autant
à l'évacuation bien complète de la chambre antérieure, qu'à
l'excision de l'iris.

Trois ans plus tard (1866), Fano semble nier, on ne
sait comment, la nature même de la maladie : « Il en est,
dit-il, des *prétendus* abcès de la cornée, c'est-à-dire des infiltrations plastiques de cette membrane, comme des phlyctènes ; il faut essayer d'en obtenir la résorption par des
topiques. C'est avec raison que Deval en rejette l'ouverture
artificielle, en se fondant sur l'épaississement, qui s'op-
pose à son évacuation au dehors. » Puis il cite l'opinion
défavorable de Mackenzie et de Desmarres dans les termes
que j'ai déjà rappelés plus haut.

Gazelowski, dans son Traité, donne, comme de Wecker
l'avait fait, avant lui, le conseil d'inciser l'abcès avec une
large aiguille, qui peut être assimilée à un petit couteau

lancéolaire; mais quelques passages de son livre montrent encore dans l'esprit de cet auteur une certaine indécision.

J'arrête ici ces citations, qui prouvent surabondamment les difficultés que l'on trouvait, il y a peu de temps encore, à se faire une opinion, d'après la lecture des ouvrages spéciaux d'ophthalmologie.

Cependant, en 1870, paraissent deux Mémoires importants qui ont, à divers titres, fait *avancer* grandement la solution de la question :

Le premier, dû à Saemisch (de Bonn), que j'ai déjà cité, avait pour titre : *De l'ulcère serpigineux de la cornée et de son traitement*. Or, l'affection ainsi nommée, d'après la description même de l'auteur, n'est autre que l'infiltration purulente de la cornée avec ulcération, *variété* d'abcès dont j'ai parlé plus haut. Saemisch propose comme *traitement nouveau, l'incision immédiate de toute l'ulcération d'un bord à l'autre ; et de plus, la conservation de la plaie ainsi formée, jusqu'au commencement de la cicatrisation*. Il pratique cette incision avec le couteau de Graefe, de la même manière que l'incision linéaire pour l'extraction de la cataracte, en faisant la ponction et la contre-ponction dans la portion saine de la cornée, à un millimètre en dehors des bords de l'ulcère; seulement, comme l'incision a lieu en face de la pupille, il recommande d'agir avec la plus grande prudence pour éviter de blesser le cristallin, ce qui serait évidemment désastreux. L'œil une fois embroché, le tranchant du couteau dirigé en avant, on traverse la partie infiltrée et ulcérée d'arrière en avant dans toute son étendue. On rouvre ensuite la plaie facilement tous les jours avec un couteau-mousse, jusqu'à ce que l'on constate les signes bien évidents d'un retour vers la guérison. L'auteur cite à l'appui de sa méthode 35 cas, dont 34 guéris. Ces succès extraordinaires, mis en présence des résultats si souvent défectueux des autres moyens tant médicaux que chirurgicaux, avaient de quoi suprendre et firent une certaine sensation.

Le second Mémoire, également paru en 1870, est dû au

vieux professeur Arlt (de Vienne), qui fut un des premiers maîtres de Graefe ; il contient, sur la question des abcès de la cornée, des considérations pratiques pleines d'intérêt. Arlt préconise la ponction des abcès, au point le plus déclive, avec le couteau lancéolaire ; tantôt il se borne à ouvrir la paroi antérieure de l'abcès, tantôt il pénètre en même temps dans la chambre antérieure elle-même. Mais les nombreux succès obtenus par Saemisch semblent ébranler sa confiance dans la supériorité de sa manière d'agir, et il donne le conseil d'expérimenter la nouvelle méthode.

En 1871, H. Pagenstecher, de Wiesbade, a le premier je crois, publié une note sur les résultats tout à fait favorables qu'il a obtenus par la méthode de Saemisch. Il affirmait que la maladie prend dès la première incision une marche rétrograde.

Enfin, au congrès ophthalmologique de Londres, en 1872, Williams, oculiste américain, a grandement loué la nouvelle méthode, sans qu'aucun des membres, presque tous éminents, du congrès, ait contesté les mérites de cette innovation, en apparence hardie (1).

Cette haute consécration m'a engagé à tenter l'expérimentation de la méthode d'incision de Saemisch chez tous les malades atteints d'abcès graves de la cornée qui se sont présentés à mon observation depuis environ six mois, et dont l'état ne paraissait pas s'améliorer par le traitement médical. J'ai eu l'occasion d'opérer ainsi sept malades (2) : sur ce nombre, cinq ont été immédiatement soulagés des vives douleurs qui accompagnaient la suppuration de la cornée, et ont été ensuite rapidement guéris sans autre médication. L'opération, chez le sixième malade, ne parut pas, au bout

---

(1) M. Williams a conseillé aussi la cautérisation des abcès ulcérés à l'aide de l'acide phénique pur, porté directement sur le mal, en évitant de toucher les parties environnantes. Ce moyen a quelquefois réussi à rendre inutile l'intervention opératoire.

(2) Ce travail a été écrit en 1874 ; depuis cette époque, j'ai bien souvent pratiqué la kératomie de Saemisch et sauvé ainsi bien des yeux voués, par le seul emploi des moyens médicaux, à une perte plus ou moins complète.

de quelques jours, amener de changement, et il me quitta, en sorte que je crus à un insuccès ; mais il revint au bout d'un mois parfaitement guéri. Malgré cela, je crois devoir le négliger , le traitement n'ayant pas eu une régularité suffisante. Le septième et dernier malade que j'ai opéré, était dans un état très-grave, et souffrait très-violemment pendant quelques heures, immédiatement après l'évacuation de la chambre antérieure. Cependant, son œil, sûrement perdu si je n'étais intervenu , a fini par guérir ; mais je n'ai pas hésité à vider la chambre antérieure, chaque jour, pendant près de trois semaines. J'ai donc noté six cas sur sept, favorables à l'incision. Il me semble inutile de reproduire ces faits en détail. J'ai , du reste, exécuté à la lettre l'opération recommandée par Saemisch , rouvrant la plaie pendant six ou huit jours de suite. Une fois j'ai dû retirer avec des pinces , une masse purulente qui remplissait au moins la moitié de la chambre antérieure, si épaissie, qu'elle sortit par la traction sans se fractionner. Malgré la gravité exceptionnelle de ce cas, le malade guérit très-rapidement, quand son œil fut débarrassé de cette espèce de corps étranger.

Je crois donc pouvoir fortement recommander cette méthode opératoire à ceux de nos collègues qui , dans les services de chirurgie des hôpitaux , ont assez souvent à traiter cette affection redoutable.

Est-ce à dire que les auteurs contraires, en général, à l'intervention chirurgicale, Mackenzie, Desmarres, Foucher, Fano , etc. , aient mal observé? Je ne le pense pas, et je m'explique différemment cette divergence d'opinion, en apparence si grande. La manière de faire l'incision , le lieu d'élection de l'ouverture de la cornée, sont des circonstances très-susceptibles , selon moi, de donner ou non le succès. Il est juste aussi de faire ressortir ce qu'a de vraiment original le procédé de Saemisch , la réouverture systématique de la cornée, tous les jours une fois au moins, pendant une semaine , et quelquefois plus.

Autrefois, on n'ouvrait souvent que la paroi antérieure de l'abcès, croyant avoir accompli la principale indication en vidant le pus contenu dans l'épaisseur de la cornée ; j'ai quelquefois agi ainsi, sans grand succès. On négligeait ce point fort important, que presque toujours les abcès ulcérés ou non, s'accompagnent d'une inflammation de l'iris de nature également purulente ; et la maladie n'en continuait pas moins son chemin, l'humeur aqueuse se chargeant de plus en plus de globules de pus venant de l'iris ou de son voisinage.

D'autres praticiens, cédant à des craintes exagérées, ouvraient la chambre antérieure en un point sain de la cornée, de peur d'augmenter le mal en incisant une partie déjà envahie par la suppuration, pensant, à tort, avoir assez fait, en ouvrant une issue au pus contenu dans la chambre antérieure, ou à l'humeur aqueuse seule, quand il n'y avait pas d'hypopion ; et le sphacèle de la cornée n'en continuait pas moins, sauf dans les cas peu intenses. Combien, au contraire, l'opération de Saemisch répond à toutes les indications à la fois ! Par elle, on ouvre une issue large et facile à la suppuration qui vient de la cornée, comme à celle qui provient de l'iris ou des parois de la chambre antérieure. Enfin, la réouverture journalière de la plaie empêche, par une sorte de drainage, toute nouvelle accumulation de pus, aussi bien entre les lames de la cornée que dans la chambre antérieure ; en même temps, elle favorise la cicatrisation de l'ulcération, en diminuant la tension de la cornée.

Reste à élucider une dernière question de pratique qui a certainement aussi sa valeur : Vaut-il mieux inciser la cornée par une simple ponction d'une largeur variable, faite à l'aide du couteau *lancéolaire*, selon l'avis de Arlt, ou bien doit-on opérer de préférence avec le couteau *étroit* de Graefe par ponction et contre-ponction ?

Je crois devoir me prononcer, d'une manière générale, pour cette dernière manière. Quand on est contraint de procéder à une telle opération, le tissu de la cornée, dans les points malades, est notablement moins résistant qu'à l'ordinaire ; or, si l'on pousse directement en avant la pointe de la lance, celle-ci, si bien affilée qu'elle soit, déprime le point piqué, avant la pénétration de la lame de l'instrument, et entraîne un certain degré de contusionnement de la cornée ; de plus, cette dépression inévitable rapproche la pointe de l'instrument du cristallin, dont il faut à tout prix éviter la blessure ; et un opérateur, même habile, pourrait commettre cette faute, surtout avec un malade indocile ; ou tout au moins il pourrait se trouver dans l'impossibilité de pousser la lance assez en avant, pour avoir une plaie suffisante. Aussi ne conseillerais-je l'emploi du couteau *lancéolaire* que pour de très-petits abcès.

Au contraire, le couteau *étroit* ayant une lame très-mince et devant entrer et sortir dans une portion saine de la cornée, l'incision de l'abcès se fera le plus largement possible et sans danger plus grand qu'à l'ordinaire, soit pour le cristallin, soit pour la cornée elle-même.

Arlt accorde au couteau lancéolaire l'avantage de permettre l'évacuation très-ménagée de l'humeur aqueuse. On sait qu'il peut être dangereux de diminuer d'une manière trop brusque la tension normale du globe de l'œil ; cet argument a sa valeur, surtout quand il s'agit d'abcès peu étendus. Mais dans les abcès larges, comme presque toujours, il y a du pus dans la chambre antérieure, et que souvent ce pus est épaissi par des filaments très-solides, il me semble y avoir quelque avantage à voir le pus en quelque sorte balayé, au moins à la première ponction, par un mouvement rapide de sortie de l'humeur aqueuse, que l'on peut modérer d'ailleurs très-sensiblement, en agissant sans précipitation.

En résumé, contrairement à l'opinion ancienne, nous pensons que, dans les abcès et les infiltrations purulentes graves de la cornée, quand le mal ne cède pas immédiatement à un traitement médical bien institué, selon les indications particulières que peut présenter chaque sujet, il faut se décider à intervenir, l'expérience ayant prouvé que la temporisation reste trop souvent impuissante à éviter la perte de l'œil.

Le véritable moyen de guérison est une large incision de l'abcès, suivie de la réouverture journalière de la plaie, tant qu'un mouvement rétrograde de l'inflammation ne se sera pas franchement manifesté.

C'est à Saemisch que revient le mérite d'avoir, le premier, bien montré la meilleure manière de pratiquer cette opération et d'en assurer le succès. C'est donc son procédé qu'il convient de suivre de préférence, sans s'arrêter devant la crainte de dangers, démentis par des faits aussi nombreux que bien observés (1).

---

(1) Depuis que ce Mémoire a été lu à la Société de Médecine de Toulouse, M. de Wecker a conseillé de préférence l'opération de la sclérotomie, lorsque, par leur vaste étendue, les abcès ou les ulcères suppurés de la cornée nécessitent une très-large incision, susceptible d'amener l'engagement dans la plaie, de la portion correspondante de l'iris. L'expérience jugera, à la longue, quel est le meilleur procédé à suivre dans ces cas, de toute façon très-graves. (Voir plus loin l'article traitant de la sclérotomie).

IV

DES INDICATIONS PRÉCISES DE L'IRIDECTOMIE ET DE L'IRIDOTOMIE. (1)

Sans vouloir donner ici la relation des très-nombreuses modifications qu'a subies l'idée première du célèbre oculiste anglais Woolhouse, j'ai besoin cependant de rappeler, à grands traits, les principales phases par lesquelles est passée l'opération de la *pupille artificielle* ; parce qu'elles portent la trace évidente d'une observation de plus en plus rigoureuse des faits, et que je n'ai pas trouvé de meilleur guide, pour arriver au but que je me suis proposé, de faire ressortir les indications précises des deux seules méthodes opératoires plus particulièrement en usage en ce moment, la simple incision de l'iris ou *iridotomie* et l'excision d'une partie du diaphragme iridien, l'*iridectomie.*

On ne songea guère, au début, à pratiquer une ouverture artificielle dans l'iris, que pour remédier à l'insuccès d'une opération de cataracte, amené par l'oblitération de la pupille à la suite d'une inflammation prolongée ; et comme l'*abaissement* était alors seul connu, Cheselden (1728) perforait la sclérotique comme pour cette opération et venait fendre l'iris d'arrière en avant. On conçoit aisément la difficulté de faire mouvoir convenablement un instrument engagé dans la sclérotique et dans l'iris à la fois sur un œil non fixé : aussi les succès ne devaient-ils pas être fréquents. Tels furent pourtant les premiers essais de l'*iridotomie.*

Quand Daviel eut, vingt ans après, créé la méthode d'extraction de la cataracte par une plaie à lambeau, les opérateurs osèrent davantage attaquer la cornée par l'instrument tranchant : les uns incisaient l'iris avec le couteau

(1) Mémoire lu à la Société de médecine de Toulouse, dans la séance du 11 janvier 1875.

même qui servait à ponctionner la cornée ; d'autres essayè-
rent déjà de l'inciser dans l'œil, à l'aide de fins ciseaux.

De l'iridectomie. — Wenzel, le premier, érigea en méthode
l'*excision* d'une partie de l'iris ; et on comprend comment,
les chances d'oblitération de la nouvelle pupille se trouvant
diminuées par suite de l'ablation d'une certaine portion de
la substance même de la membrane pupillaire, son procédé
eut bientôt pour effet, malgré quelques tentatives heureuses,
d'éloigner les opérateurs de la simple incision (1).

Desmarres eut le grand mérite de régler définitivement la
méthode d'excision, en empruntant à Beer la manière de
ponctionner la cornée, à l'aide d'un couteau lancéolaire (ce
qui diminuait heureusement l'étendue de la plaie) , en allant
saisir l'iris dans l'œil avec des pinces , et en déchirant, si
c'était nécesssaire, par une traction brusque, ses adhérences
à la capsule du cristallin (iridorhexis). Il montra qu'on peut
fixer l'œil avec des pinces solides et apporta ainsi dans les
opérations une précision absolue, qui contribue grandement
à leur succès.

Dès lors il crut avoir rejeté dans l'oubli tous les autres
procédés d'opération de la pupille artificielle et il formula
sa pensée dans les termes suivants, empruntés textuellement
à son *Traité*, publié il y a vingt ans à peine :

« I. — Les méthodes d'incision, de décollement, d'enclavement , et tous les procédés au moyen desquels on les
pratique, doivent être abandonnées comme inutiles et dangereuses.

---

(1) Je mentionnerai seulement pour mémoire une autre méthode d'opération de la pupille artificielle qui consistait à détacher une portion de l'iris de
ses attaches ciliaires. Ce procédé , nommé pupille par *décollement,* est presqu'abandonné aujourd'hui.

J'en dirai autant du procédé dit par *enclavement,* qui consistait à déplacer la
pupille en engageant une très-petite partie de l'iris dans une plaie étroite
faite au bord de la cornée. Ce procédé que Critchett avait un moment remis
en vogue , il y a quelques années, sous le nom *d'iridésis ,* a été depuis dé-
laissé peu à peu, par suite d'accidents quelquefois éloignés , dépendant de la
distension permanente de l'iris.

» II. — La pupille artificielle doit être faite désormais par les seules méthodes d'excision et de déchirement. »

On ne saurait le nier, les applications de l'iridectomie sont nombreuses, surtout depuis que de Graefe a étendu si heureusement cette opération au traitement des diverses variétés de l'affection glaucomateuse : aussi a-t-on pu dire justement que Desmarres, pendant le temps que de Graefe a passé à sa clinique, fut pour lui un véritable initiateur. Pourtant il est aisé de démontrer que Desmarres, en portant un jugement aussi absolu, est allé au-delà de la vérité : si l'excision de l'iris et même le déchirement (iridorehexis), donnent un résultat presque constant dans les formes les plus communes et jusqu'à un certain point modérées d'iridochoroïdite, il faut bien reconnaître que, dans les cas les plus graves, l'excision d'une partie de l'iris est devenue d'une exécution presque impossible par la présence d'exsudations très-épaisses, doublant en quelque sorte toute la surface postérieure de cette membrane et la rendant entièrement adhérente à l'enveloppe du cristallin. Si l'on parvient avec beaucoup de peine à ouvrir une pupille, celle-ci ne tarde pas à être obstruée par de nouveaux produits inflammatoires.

De plus, en pareille circonstance, le cristallin ayant beaucoup souffert dans sa nutrition, est souvent devenu opaque. Malgré la gravité considérable de la maladie arrivée à ce degré, lorsque la perception lumineuse est convenablement conservée, on est porté à tenter un dernier effort pour rouvrir une voie aux rayons lumineux. De Graefe avait conseillé, pour tourner la difficulté, de pratiquer d'abord l'extraction du cristallin ; et comme l'iris forme alors un diaphragme entièrement fermé, il conseillait de le traverser près de ses attaches en faisant la section de la cornée, afin de frayer un passage suffisant à la lentille opacifiée. Quelque temps après, l'œil étant revenu à son état habituel, on cherchait à rendre définitivement la vue au sujet, en pratiquant dans l'iris, seul obstacle qui restait, une perte de substance. Malheureusement il arrivait encore trop souvent que les tractions, exercées sur l'iris doublé de tissus en partie vascularisés, redonnaient comme un coup de fouet à l'inflammation dans toute la région et au loin dans la choroïde, et la pupille se refermait de nouveau, quand l'œil lui-même parvenait à échapper à une atrophie graduelle.

De l'iridotomie. — Cependant, de Graefe avait observé comme Beer avant lui, au dire de Mackenzie, que souvent, après une extraction de cataracte suivie d'insuccès, l'iris, doublé de fausses membranes, forme un diaphragme fortement tendu et d'*un tissu, jusqu'à un certain point, rétractile*; en sorte qu'une fente, pratiquée dans ce tissu, avait plus de tendance à s'élargir qu'à se refermer. Ce fait lui suggéra la solution de ce problème : faire dans l'iris une trouée sans exercer aucune traction sur des tissus déjà très-altérés par une inflammation prolongée. Sa connaissance parfaite des anciens procédés d'incision de l'iris dirigea de ce côté ses investigations. A l'exemple de Heuermann et de Beer, perforant la cornée avec un petit couteau à double tranchant, il poussa l'instrument jusque dans l'iris; il fit aussi l'iridotomie à la manière de Cheselden. Ces essais lui donnèrent quelques succès remarquables.

Après lui, M. Bowman a fait sur ce sujet une communication au Congrès ophthalmologique de Londres en 1872; je ne reproduirai pas ici son manuel opératoire, parce que j'ai hâte d'arriver à la dernière transformation qu'a subie l'iridotomie, et qui a fait de cette méthode une opération aussi bien réglée que l'est depuis longtemps déjà l'iridectomie elle-même.

Ce progrès, je suis heureux de le dire, est dû à mon ancien maître M. de Wecker. Voici le manuel opératoire : 1er temps. — Avec un petit couteau lancéolaire à arrêt, on fait, vers le milieu de la cornée, une plaie de 4 milimètres d'étendue; la direction de cette section est telle que la fente projetée dans l'iris lui sera perpendiculaire. 2e temps. — On introduit par le milieu de la plaie, des ciseaux spéciaux, appelés pinces-ciseaux, d'une extrême finesse, de manière à passer par l'ouverture pupillaire *(si elle est libre)* une des branches sous l'iris et l'autre en avant. Bien entendu, on tient d'abord l'instrument fermé et on l'ouvre lentement à mesure qu'on l'enfonce dans l'œil. Quand l'instrument a suffisamment pénétré, occupant les deux faces de l'iris, il suffit de le fermer pour obtenir une section nette. Si la pupille naturelle est complètement fermée et que le cristallin n'existe pas, double circonstance ordinaire après une opération de cataracte non réussie, la manœuvre doit varier un peu : on fait la plaie de la cornée un peu plus près de son bord; puis retirant à demi le couteau, on laisse échapper l'humeur aqueuse ; le plan de l'iris et de la fausse membrane qui y adhère se rapprochant ainsi de la pointe du couteau, on pousse celle-ci de nouveau en avant et on perfore ou l'iris ou la membrane, ou les deux à la fois, selon le cas. On profite de cette nouvelle ouverture qui remplace la pupille absente, pour introduire les pinces-ciseaux comme précédemment, une branche dessus, l'autre dessous, et l'on fait une incision qui comprend la fausse membrane et l'iris à une profondeur variable à volonté. C'est là l'*iridotomie simple* par laquelle on obtient une fente assez large et parfaitement noire. On peut faire aussi de la même manière, une nouvelle incision qui forme avec la première comme un V, dont la pointe est tournée vers l'opérateur. Le petit lambeau, compris entre ces deux incisions, se ratatine un peu et laisse alors apparaître une pupille d'une largeur plus que suffisante; c'est l'*iridotomie double*, qui rappelle l'ancien procédé de Maunoir (1).

Depuis la découverte des effets salutaires de l'iridectomie

---

(1) M. Sichel (*Bulletin de thérap.*, *15 août 1877*) et quelques autres praticiens ont cru devoir revenir à l'emploi d'un très-petit couteau spécial ou même du couteau de Graefe, pour perforer directement l'iris après une simple ponction de la cornée : cette tentative de retour en arrière ne nous paraît pas répondre à la généralité des cas.

dans le glaucome, l'école de Graefe a consacré, avec lui, deux qualifications bien distinctes selon le but à atteindre : tantôt on se propose une pupille *antiphlogistique*, tantôt seulement une pupille *optique*. On admet généralement, que l'effet antiphlogistique est d'autant plus puissant, que la portion de l'iris enlevée a *plus d'étendue*; d'où il résulte que la simple incision sera inférieure à l'excision, toutes les fois qu'il sera urgent de diminuer la tension intraoculaire; dans le glaucome, l'iritis et l'irido-choroïde chroniques, ou lorsqu'on peut craindre une distension staphylomateuse de la cornée ou de la sclérotique. Je dirai cependant, qu'il est question seulement ici de l'iritis spontanée; car l'iritis traumatique, qui est la conséquence d'une opération ou d'un accident, s'épuisant peu à peu d'elle-même, tout en pouvant amener l'oblitération de la pupille, le but qu'on se propose alors est bien plutôt une pupille optique.

Restent donc à examiner les cas où l'on veut obtenir une pupille optique. Il s'agit ici de faire une ouverture très-étroite, de la manière la moins dangereuse qu'il sera possible.

En première ligne, à cause de son importance même, parlons du cas où, le cristallin ayant été extrait, l'inflammation consécutive a amené l'oblitération de la pupille et la perte de la vue.

Cataractes secondaires. — Je dois déclarer, par l'expérience que j'en ai faite, que l'*irodotomie* a, pour ce cas spécial, avancé d'un pas les limites de notre art et est venue compléter, de la manière la plus heureuse, le procédé d'extraction avec iridectomie. Je pourrais citer à l'appui de cette assertion quelques exemples des plus remarquables.

Notre collègue, M. Tachard, se souviendra sans doute, de m'avoir aidé dans ma première opération d'iridotomie, nécessitée par une extraction malheureuse; il pourra rendre témoignage que nous fûmes saisis tous deux, en voyant apparaître instantanément une belle pupille noire, obtenue d'un seul coup des pinces-ciseaux. L'*iridectomie* peut-elle supporter la comparaison à ce point de vue? Si l'on veut bien se reporter à ce que j'ai dit précédemment, sur les dangers qui peuvent résulter des tractions quelquefois violentes qu'on est souvent obligé de faire, pour pouvoir exciser une portion de l'iris, on admettra facilement la supériorité de l'*iridotomie*.

Passons aux autres cas pour lesquels il est indiqué de faire une pupille *optique*. Ici, existe toujours le cristallin.

Cataracte zonulaire. — On sait que, dans cette forme singulière de cataracte congénitale, la partie centrale du cristallin est opaque, tandis que la périphérie est complétement transparente, en sorte qu'il s'agit d'opérer le déplacement ou l'agrandissement de la pupille de manière à mettre à découvert la partie transparente de la lentille. C'est contre cette affection que Critchett avait conseillé si ingénieusement le déplacement de la pupille par *enclavement*, qui faisait ressembler l'ouverture pupillaire à celle du chat. Mais cet oculiste éminent a lui-même abandonné sa méthode pour revenir à la pratique de l'excision de l'iris aussi étroite que possible (d'après une Communication faite au congrès de Bruxelles cet été).

La crainte de blesser le cristallin m'a fait agir de même chez le nommé Echenne, âgé de 23 ans, que je présente à la Société et à qui j'ai pratiqué, aux deux yeux, une excision de l'iris. Ce malade est un frappant exemple qu'avec du soin, on peut faire, *par excision*, des pupilles artificielles, d'une étendue très restreinte.

S'il est vrai que l'*iridectomie* peut donner une pupille optique très-convenable, il n'est pas douteux d'un autre côté que le maniement des pinces-ciseaux offre quelques dangers pour le cristallin, quand il s'agit de passer la branche inférieure de cet instrument sous l'iris. Il est plus facile qu'on ne pense, de produire une cataracte traumatique, par la blessure de l'enveloppe si mince de la lentille. Or, on ne peut presque jamais compter *à priori*, sur la docilité d'un malade, pas plus qu'il n'est convenable de donner du chloroforme pour de si petites opérations, excepté chez les enfants. Les accidents qui arrivent de temps en temps aux plus prudents, sont bien faits pour refroidir à cet endroit les opérateurs peu disposés à encourir une trop pénible responsabilité. Il faut donc conserver, contre la cataracte zonulaire, l'iridectomie ancienne.

Taies de la cornée. Leucômes adhérents. Cornée conique. — Le raisonnement précédent nous fera également rejeter toujours l'application du nouveau procédé d'incision, quand il s'agira d'ouvrir une pupille artificielle sur un œil pourvu encore de son cristallin transparent, de peur d'amener l'accident indiqué plus haut. Par conséquent, pour remédier aux inconvénients d'une taie centrale de la cornée ou même d'un leucôme adhérent, on aura recours encore à l'excision de l'iris ; et on aura le soin de la faire aussi étroite que possible, afin que le sujet échappe à l'éblouissement que donne une trop large pupille, peu ou point mobile.

Dans la cornée conique (Kérato-cône), on a parlé de la possibilité de réunir, en une seule séance, deux opérations audacieuses, la trépanation de la partie conique de la cornée et, immédiatement après, l'*iridotomie* pour obvier à l'avance à l'inconvénient d'une large opacité centrale de la cornée. Un succès ne suffit pas pour faire accepter d'une manière générale et à la fois, la pratique de deux opérations également dangereuses pour le cristallin. On parle de moins en moins aujourd'hui de la trépanation de la cornée, très-peu aussi de l'iridotomie, en pareil cas.

Luxation congénitale des cristallins. — Une circonstance fort rare, la luxation congénitale des cristallins, semble devoir seule faire exception à la règle que nous posons, et on peut accepter que, pour découvrir la portion du champ pupillaire non occupée par la lentille, on fera bien de recourir à la simple incision de l'iris ; ce cas revient à celui de l'absence de la lentille, puisque celle-ci se trouve hors du champ parcouru par les instruments.

Nous formulerons donc catégoriquement notre pensée de la manière suivante :

I. — La meilleure méthode pour l'opération de la pupille artificielle, *en l'absence du cristallin*, est actuellement l'*iridotomie*, d'après le procédé de notre ancien maître, M. de Wecker.

II. — La meilleure manière de pratiquer une pupille artificielle, *quand le cristallin existe*, est encore l'*iridectomie*, dont on doit modifier l'étendue selon le but à atteindre.

Toute autre manière d'agir, en exposant sans profit les malades à de réels dangers, doit être rejetée sans hésitations. Fixons avec soin chaque point de la science, en le dégageant de toute exagération ; ainsi nous gagnerons la conviction du plus grand nombre, qui seule consacre définitivement le progrès.

V.

DE LA SCLÉROTOMIE DANS LE GLAUCOME ET DANS QUELQUES AUTRES AFFECTIONS OCULAIRES (1).

Depuis quelque temps, il s'est produit un certain ralentissement dans les progrès de l'oculistique au point de vue opératoire et purement pratique. Il est donc opportun en même temps qu'utile, d'encourager et d'appuyer les efforts de ceux qui croient à la possibilité d'introduire sans cesse de nouveaux perfectionnements dans nos moyens de guérir, et tendent ainsi à conserver à la clinique la prépondérance qu'elle mérite sur les études abstraites et théoriques. Ce n'est sans doute pas parmi des médecins que cette pensée trouvera des contradicteurs.

Je désire vous entretenir aujourd'hui de l'opération de la sclérotomie, que quelques auteurs et particulièrement mon ancien maître, M. de Wecker, ont préconisée dans le traitement du glaucome et de quelques autres affections, dans le cours desquelles il peut être utile, non-seulement de remédier à un excès de tension de l'œil, mais aussi d'éviter l'accumulation dans l'intérieur de l'organe, de produits susceptibles de s'organiser et de troubler mécaniquement le mouvement endo-exosmotique indispensable à la nutrition, comme à la transparence de ses milieux.

Cette question si importante par elle-même a puisé, du

(1) Mémoire lu à la Société de Médecine de Toulouse, dans la séance du 11 Janvier 1879.

reste, une nouvelle actualité, dans les recherches anatomo-pathologiques les plus récentes.

Pour que l'œil conserve la forme qui favorise le mieux l'accomplissement de la fonction à laquelle il est destiné, un certain degré de tension est indispensable.

Si cette tension tombe au-dessous de la normale, c'est la preuve d'un vice grave dans la nutrition, qui peut facilement aboutir à la perte graduelle et complète de l'organe, ou tout au moins à cet état mal déterminé auquel on a donné le nom de phthisie essentielle.

Quand, au contraire, la tension vient à augmenter, s'il existe un degré convenable d'élasticité de la sclérotique et que les dispositions anatomiques de ce tissu soient intactes, comme dans le jeune âge par exemple, avant que les membranes profondes aient subi une compression trop dangereuse, l'équilibre se rétablit par une sorte de transsudation ou de filtration, à travers les voies que la nature a instituées pour permettre au trop plein des liquides de l'œil de s'évacuer au dehors. Sans entrer dans des développements qui m'éloigneraient de mon sujet, je me bornerai à rappeler que Leber, redressant certaines erreurs, a établi par d'habiles expériences, l'exactitude de la proposition suivante : la *principale* voie de filtration de l'humeur aqueuse, hors de l'œil, se trouve au niveau de l'extrême périphérie de la chambre antérieure, vers l'angle même que forme le plan de l'iris avec la paroi postérieure de la cornée ; dans un point, par conséquent, où les dernières fibres scléroticales viennent empiéter encore sur le tissu cornéen transparent. La cornée elle-même ne laisse rien transsuder du contenu de l'œil (1).

Si l'exagération de la pression intra-oculaire atteint un œil dans lequel le tissu sclérotical est relativement inextensible

---

( ) Les opinions de Leber ont été contestées récemment et ses expériences en partie infirmées par celles de Max Knies ; il n'en reste pas moins certain *qu'à l'état normal* une partie des liquides sécrétés dans l'œil trouve son écoulement au dehors par une sorte de filtration à travers les enveloppes de l'œil.

et que, d'un autre côté, les voies de filtration dont je viens de parler ne soient pas parfaitement perméables, les membranes internes et la papille du nerf optique subiront une compression d'une intensité et d'une durée qui deviendront bientôt désastreuses. Or, il est démontré que, l'âge amène dans la sclérotique, comme dans tous nos tissus, des transformations graisseuses, voire même des dépôts calcaires bien propres, il faut le reconnaître, à augmenter la rigidité de la fibreuse oculaire et à encombrer une partie essentielle des voies qui servent à l'excrétion de l'humeur aqueuse.

Telles sont les conditions qui paraissent à priori, les plus favorables pour la production des symptômes dits glaucomateux. Les faits cliniques répondent-ils à ces appréciations, jusqu'à un certain point, théoriques ?

Oui, il est bien certain que le glaucome est une affection de l'âge mûr et de la vieillesse. On sait aussi que cette maladie est surtout commune chez les hypermétropes, dont la sclérotique est dense et rigide, et relativement très-rare chez les myopes, par le motif qu'avec ce vice de réfraction, coïncide une prédisposition à la distension graduelle et à l'amincissement de la sclérotique.

Enfin, des recherches anatomo-pathologiques nombreuses entreprises sur des yeux glaucomateux ont fait reconnaître que souvent la sclérotique est notablement épaissie ; dans d'autres cas, l'iris à sa phériphérie, repoussé en avant, adhère à la cornée, de telle façon que l'angle iridien peut être complètement fermé ; on trouve fréquemment aussi des traces d'inflammation aux environs du canal de Schlemm, qui est ainsi plus ou moins diminué dans son calibre.

Disons cependant que si les transformations séniles ou autres, que peut subir la sclérotique, peuvent devenir la cause efficiente de l'exagération de la pression intra-oculaire, on a justement aussi invoqué d'autres causes, susceptibles d'amener, soit lentement, soit tout à coup, cette augmentation de pression, par le fait d'une hypersécrétion des liquides, ou seulement d'un accroissement de volume du contenu de l'œil. De ce nombre sont : des dilatations vasculaires, aussi bien que certaines altérations des parois des vaisseaux, capables d'amener une extravasation même peu importante de sang dans le corps vitré (de Graefe) ; de même, une irritation ou névrose des nerfs ciliaires, venant comme on sait du trijumeau, lequel présiderait à la sécrétion des liquides de l'œil (Donders). Mais nous pensons qu'il faut admettre aussi un certain embarras dans l'excrétion des liquides par les voies de filtration naturelles quelles qu'elles soient ; car on voit, chaque jour, des hémorrhagies de la rétine ou du corps vitré, ainsi que des névralgies très-violentes du trijumeau ne s'accompagner nullement d'exagération dans la tension de l'œil ; de même, comme je l'ai déjà dit, le glaucome est infiniment rare chez les jeunes sujets. Ces diverses opinions sont discutées, en ce moment encore, avec une certaine ardeur ; n'ayant aucun goût pour les théories, qui ne tardent pas, d'ordinaire, à être contredites par d'autres plus ingénieuses en apparence, nous ne nous arrêterons pas à ces discussions : elles nous paraissent faites pour obscurcir le sujet au point de vue pratique, auquel seul il nous convient de nous placer. Que les phénomènes glaucomateux soient dûs à une hypersécrétion de liquide dans l'œil ou à un simple défaut d'excrétion il importe peu ; l'essentiel est de réduire par un moyen mécanique et *d'une façon permanente,* la tension de l'œil à un degré compatible avec l'exercice de ses fonctions, se rapprochant par conséquent le plus possible de l'état normal. Je passe donc à la question du traitement du glaucome.

J'omets à dessein de parler des remèdes locaux ou généraux, autrefois en usage, et reconnus inefficaces aujourd'hui, pour m'occuper uniquement des moyens mécaniques, à l'aide desquels on a cherché à réduire la pression intraoculaire.

C'est à Desmarres père, croyons-nous, que revient le mérite d'avoir, le premier, appliqué systématiquement à la

cure du glaucome, avec son aiguille lancéolaire, la paracentèse de la chambre antérieure ; mais, la plaie une fois
fermée, la tension redevenait ce qu'elle était précédemment ;
l'effet était seulement palliatif.

De Graefe remarqua que les yeux ayant subi l'opération
de la pupille artificielle restaient longtemps un peu moins
tendus qu'avant l'opération, et, il eut la pensée d'essayer,
par ce moyen, de rendre moins durs les yeux atteints de
glaucome. Il réussit au-delà de toute espérance, et par
cette découverte en apparence empirique, il donna la
première marque de cet esprit supérieur d'observation,
dont il a depuis donné tant d'autres preuves. Il y a quelques
années déjà que j'ai lu, ici même, une note suivie d'observations, dans laquelle je cherchais à démontrer la grande
valeur de l'iridectomie dans le glaucome, valeur dont personne ne doute aujourd'hui.

Mais il y a dans l'opération de l'iridectomie deux actes
parfaitement distincts quoique connexes : l'incision de l'œil
et l'excision de l'iris. Plusieurs opérateurs ont pensé que
l'incision *un peu large* de l'œil pouvait bien être l'acte le
plus important, peut-être même le seul indispensable pour
réduire, *d'une manière permanente*, la pression intra-oculaire.
M. de Wecker a émis le premier cette idée (en 1868), que
l'incision très-périphérique de la chambre antérieure donnait lieu à une cicatrice qui permettait jusqu'à un certain
point la *filtration* du trop plein de la chambre antérieure. Il
en donnait pour preuve la fréquence de la mauvaise cicatrisation de cette incision, à laquelle de Graefe avait donné le
nom de cicatrisation *cystoïde ;* ce qui ne paraissait nuire en
rien au succès de l'opération. J'ai, dans ma pratique personnelle, un certain nombre de faits qui viennent à l'appui de
cette opinion. Je n'en citerai que deux, qui me semblent
péremptoires : voici le premier, remarquable par la durée du
temps pendant lequel il m'a été donné de l'observer : J'ai
eu pendant huit ans, comme garde malade à ma clinique,
une femme que j'avais opérée des deux yeux, pour un double

glaucome aigu des plus graves. L'œil *le meilleur* après l'opération, était celui où l'excision de l'iris avait été faite relativement trop étroite. La cicatrice portait, surtout au niveau
de ses deux angles, mais aussi dans toute son étendue, une
proéminence comme vésiculeuse, dont le volume semblait
un peu variable selon les moments. L'acuité de la vue était
très-bonne; la malade cousait et lisait de cet œil; tandis
que l'autre, opéré en même temps et en apparence plus
selon les règles de l'art, portait une cicatrice plate et n'avait
pas récupéré une vision convenable, bien qu'aucun accident
ne se fût produit à la suite de l'opération.

Le fait suivant semble aussi très-probant : Un malade
atteint de glaucome absolu, avec cataracte, était encore
affecté, à chaque instant, d'accès de douleurs si violents,
qu'il ne parlait de rien moins que de se suicider, si je ne
trouvais quelque moyen de le soulager. Son mal datait de
quatre ans et les effets de la pression avaient été tels, qu'on
voyait la pupille dilatée au maximum, et que l'iris complétement atrophié formait en arrière de la cornée une ban-
delette circulaire, à peine large d'un demi-millimètre. Je
voulus néanmoins tenter l'opération de l'iridectomie, qu'avec
plus d'expérience aujourd'hui, je ne songerais point à essayer.
Comme la chambre antérieure était d'une étroitesse extrême,
craignant de blesser le cristallin, je fis l'incision assez loin
dans la sclérotique. Mais quand je voulus saisir l'iris avec
les pinces, à peine quelques parcelles de pigment restèrent
entre les mors de l'instrument et toutes mes tentatives à
cet égard furent vaines. Je m'attendais à ce que l'opération
n'amenât aucun soulagement; mais au contraire, au bout
de peu de jours, le malade fut débarrassé de tout accès
douloureux et cela, malgré que son mal parût bien en
rapport avec la goutte, dont il était atteint à un haut degré,
comme d'ailleurs, cela a été constaté souvent. Ce fait
m'avait frappé et j'eus l'occasion de le communiquer à
M. de Wecker, comme susceptible de démontrer l'exactitude
de sa théorie. Pourtant, et bien que tout disposé à me

ranger à l'opinion de la cicatrice *à filtration*, j'avais, jusqu'à ces derniers temps, pratiqué constamment l'excision de l'iris, qui semb!epouvoir aujourd'hui être remplacée, dans certains cas, par la sclérotomie (1).

Partant de cette idée que l'excision de l'iris n'est pas la chose importante pour rétablir l'équilibre dans la tension de l'œil, M. Quaglino (de Milan) essaya, un des premiers, de la remplacer par une incision très-périphérique de la chambre antérieure, faite avec le couteau lancéolaire, comme pour le premier temps de l'opération de la pupille artificielle. Il retirait lentement le couteau, en appuyant un peu sur l'iris avec le plat de l'instrument, pour éviter la hernie et l'enclavement de cette membrane dans la plaie et faisait l'excision comme à l'ordinaire, si l'un de ces accidents survenait. Mais, malgré toutes les précautions et en raison même de la tension si forte dans l'œil glaucomateux, il arrivait très-souvent que l'iris venait s'engager dans la plaie, plusieurs

---

(1) Des cliniciens de valeur nient que la cicatrisation cystoïde puisse être favorable à la guérison du glaucome, plus qu'une cicatrice plate ordinaire, laquelle ne doit permettre aucune filtration, parce que le tissu cicatriciel est plus dense que tout autre tissu.

Je crois en effet, qu'un tissu cicatriciel serré, continu, ne doit pas laisser filtrer un liquide quelconque ; mais on voudra bien admettre que la cicatrisation d'une plaie pratiquée sur un œil déjà trop tendu, et dans lequel se reproduit incessamment un liquide susceptible de renouveler à chaque instant l'excès de tension, doit se faire assez mal pour que la cicatrice, *même plate*, contienne de petites fissures, des espaces non soudés, à travers lesquels passe, filtre, une certaine quantité de liquide, tantôt d'une manière incessante, tantôt seulement lorsque l'excès de volume des liquides intra-oculaires distend outre mesure l'enveloppe de l'œil : à plus forte raison, si la cicatrice est cystoïde. Voilà, à quelle explication banale, risque de revenir un jour, la théorie des effets de l'iridectomie ou de la sclérotomie dans le glaucome.

Ce qui se passait chez certains opérés de cataracte, quand on opérait dans la sclérotique, est une nouvelle démonstration de ce que j'avance. J'en connais trois qui n'étaient pas à vrai dire des vieillards, puisque le plus âgé n'avait pas 60 ans, chez lesquels le défaut de cicatrisation dans un point restreint de la plaie (non dans les angles) laisse, depuis des années, la tension de l'œil au-dessous de la moyenne.

N'est-il pas naturel et logique d'admettre que c'est de cette manière que se passent les choses après l'iridectomie ? Pourquoi chercher une explication différente et repousser celle-ci ? Serait-ce parce qu'elle est trop simple ?

heures quelquefois après l'opération. Aussi quelques praticiens italiens imitèrent seuls cet exemple, et la sclérotomie serait abandonnée aujourd'hui, si l'opération n'avait été réglée de manière à devenir, dans la plupart des cas, d'une exécution facile et d'une innocuité parfaite.

Au lieu d'agir avec un couteau lancéolaire, on se sert actuellement d'un sclérotome, *ad hoc*, ressemblant beaucoup au couteau étroit qui sert à l'extraction de la cataracte par le procédé de Graefe. Seulement cet instrument ne coupe que par sa pointe, qui est en forme de lance. La largeur de la lame varie de 2 à 4 millimètres, selon l'étendue que l'on croit utile de donner aux incisions projetées. On pénètre dans le tissu scléral près du bord de la cornée, en haut ou mieux en bas, à 3 millimètres environ de l'extrémité inférieure du diamètre vertical ; une fois dans la chambre antérieure, on dirige l'instrument vers un point symétrique du point d'entrée et, en poussant toujours, on finit par tenir l'œil en quelque sorte embroché sur le sclérotome. L'opération est ainsi terminée et il ne s'agit plus que de retirer avec rapidité l'instrument, de manière à éviter la sortie de l'humeur aqueuse et, par conséquent, toute tendance de l'iris à se jeter dans l'une des deux plaies, au moment où le liquide s'échappe de l'œil.

J'ai exécuté cette opération une vingtaine de fois environ, et je puis affirmer, par expérience, que l'iris n'a pas de tendance marquée à venir faire hernie ; j'ai toujours eu la précaution d'instiller après l'opération quelques gouttes d'une solution de sulfate neutre d'ésérine, pour immobiliser autant que possible l'iris dans sa position normale.

Ce procédé est donc très-supérieur à celui de M. Quaglino, *quant à la sécurité* qu'il donne, pendant l'opération, contre l'excès de la tension, qu'on ne peut toujours apprécier à sa valeur avant l'incision de l'œil, et aussi contre l'indocilité trop fréquente des malades (au moins dans notre pays). Mais une longue pratique pourra seule démontrer si les deux incisions, ainsi séparées par un pont solide, permettent la filtration permanente de l'humeur aqueuse, au même degré qu'une *plaie unique* plus large et qui semble offrir, par son étendue, moins de tendance à une réunion immédiate. J'ajouterai que plus la chambre antérieure sera étroite, plus il sera difficile de la traverser avec le sclérotome tout à fait à sa périphérie, et on devra, dans ce cas, se servir de celui dont la lame est la plus étroite.

Mais l'excision de l'iris, jointe à la ponction de l'œil, ayant donné de bons résultats, pourquoi, sur de simples considérations théoriques, supprimer ainsi le temps de l'opération peut-être le plus important, sinon le seul indispensable ? Pourquoi, sans une certitude absolue de son inutilité, cesser de faire l'iridectomie ? Cet argument a sa valeur : aussi est-il juste de rechercher quels sont les inconvénients de l'excision de l'iris.

Le premier qui se présente naturellement, est l'éblouissement que donne une large pupille. Il n'y a pas un malade qui, atteint d'une si grave affection, ne soit prêt à subir cet ennui pour conserver un degré même assez faible de la vue.

Une question bien plus importante est celle-ci : l'excision de l'iris est-elle sûre dans ses effets ? Tandis qu'on la voit réussir d'une manière *presque* constante dans le glaucome aigu ou chronique inflammatoires, elle donne de fréquents insuccès dans le glaucome simple non inflammatoire.

Il y a plus, dans cette dernière forme de la maladie, on rencontre des cas dans lequels l'œil se trouve fort mal de la brusque détente que donne l'iridectomie. La plaie est, en effet, assez large pour permettre une poussée subite et forte, qui favorise les hémorrhagies intra-oculaires, accident toujours grave, et risque d'ébranler de sa position le cristallin suspendu par des attaches si légères ; il n'est pas sans exemple de voir survenir un engagement du cristallin dans la plaie.

Incertitude pour incertitude, il est bien plus prudent, dans ces circonstances, de pratiquer la sclérotomie qui met au moins l'œil à l'abri d'accidents *immédiats* et *irrémédiables*.

J'ai déjà insisté sur l'innocuité que m'a présentée jusqu'à présent cette opération ; c'est là un puissant encouragement à l'expérimentation. Mais il faudra choisir les cas, et voici comment je formulerais mon appréciation à cet égard.

Si un malade atteint de glaucome est déjà parvenu à un tel état que sa vue soit très-compromise, il faudra préférer l'opération de l'*iridectomie*, dont la puissance est avérée, surtout *dans la forme inflammatoire*.

Si le malade se présente au début même de l'affection, vu l'*innocuité* de la *sclérotomie*, il sera bien justifié d'essayer de réduire la tension par ce moyen, en prévenant bien le malade qu'en cas d'aggravation, si petite qu'elle soit, il devra subir une nouvelle opération, l'iridectomie.

De même, si la vue est déjà perdue sans retour et que de violentes douleurs reviennent encore par accès, l'opération de la *sclérotomie* sera tentée d'abord, dans le but unique de supprimer les douleurs (1).

Enfin, il vaudra mieux faire la sclérotomie quand on aura trop à redouter l'indocilité du malade ou que l'examen ophthalmoscopique aura révélé une tendance de la maladie à revêtir la forme hémorrhagique.

(1) Je ne saurais trop dire ici combien il est désolant de voir à chaque instant des malades aveugles et incurables se présenter pour subir l'opération de la cataracte, par suite d'une erreur de diagnostic de leur médecin, qui a méconnu le glaucome.

Cette erreur, plus facile à commettre que l'on ne pense, dans certains cas, a fait engager le malade à attendre pour venir consulter et se faire opérer, que la vue soit perdue, c'est-à-dire que la cataracte soit bien mûre.

On ne saurait trop conseiller la prudence à cet égard ; car les malades, auxquels nous sommes obligés de dire qu'on ne peut les opérer, comme on le leur avait fait espérer, ne pardonnent guère à leur médecin une erreur faite de très bonne foi. Il est d'ailleurs si simple, dans le doute, de n'avoir aucune responsabilité, en engageant les malades à consulter *de bonne heure*; surtout si l'œil semble un peu dur et la pupille un peu moins mobile qu'à l'ordinaire ; à plus forte raison, si la chambre antérieure paraît moins profonde et que le malade ait accusé quelques douleurs ou un trouble de la vue survenu rapidement; toutes conditions qui n'existent pas dans les cas de cataracte non compliqués.

On le voit, les indications de la *sclérotomie* dans le glaucome, ne seront pas très-rares et nous ne doutons pas que la nouvelle phase dans laquelle est entrée, depuis peu de temps, la théorie de la nature des phénomènes glaucomateux, n'engage de plus en plus les praticiens à essayer de ce moyen (1).

On a conseillé encore de faire la sclérotomie toutes les fois qu'en dehors du glaucome vrai, on voudra réduire, pour un temps, la tension de l'œil : dans les abcès et ulcères graves de la cornée avec hypopion, dans l'iritis et l'irido-choroïdite séreuses, dans les ectasies partielles de la cornée pouvant faire craindre le développement d'un staphylome.

Pour ma part, j'ai réussi d'une manière remarquable, chez une jeune fille de vingt ans, à conserver intact, par une seule sclérotomie, l'œil gauche affecté d'une première crise très grave de scléro-choroïdite antérieure, avec trouble très marqué de la vue et tension considérable de l'œil. Cette personne avait à peu près perdu l'autre œil, il y a plusieurs années, à la suite de semblables accidents ; et, consulté tardivement, je parvins seulement à conserver, avec la forme de l'organe, un degré faible de vision par l'opération de l'iridectomie (2).

En résumé, les indications de la sclérotomie sont assez bien posées dès aujourd'hui, pour que cette opération reste dans la pratique journalière. Il ne lui manque, croyons-nous, pour être appréciée à sa valeur, qu'une seule chose, la consécration que donne le temps.

---

(1) Je dois à la vérité de dire que, depuis la lecture de ce travail à la Société de médecine de Toulouse, j'ai eu l'occasion de pratiquer la sclérotomie dans un cas de glaucome aigu accompagné de douleurs très-violentes, et qu'après deux semaines d'amélioration, les douleurs redevenant fort pénibles, j'ai dû avoir recours à l'opération de l'iridectomie. J'ai dû faire de même, pour un cas de glaucome chronique simple ; mais j'ai un certain nombre de faits, jusqu'à présent favorables à la nouvelle opération.

(2) Cette malade a été présentée à la Société dans la même séance (11 janvier 1879).

VI

LARMOIEMENT. — TUMEUR ET FISTULE LACRYMALES.

Les maladies des voies lacrymales sont si communes, que l'indication de la marche à suivre pour leur traitement, est une question de thérapeutique oculaire de première importance; d'ailleurs, les manœuvres opératoires qu'elles nécessitent, sont du domaine de la petite chirurgie courante, que tout praticien doit connaître.

Larmoiement. — Un trop grand nombre de nos confrères se bornent à prescrire des collyres variés, aux malades qu'un larmoiement plus ou moins continuel, gêne quelquefois beaucoup dans leurs occupations ordinaires. J'ai déjà dit (voir page 6), que le meilleur topique est l'emploi de compresses trempées dans une solution de sulfate de zinc, au 300ᵉ. Si le larmoiement ne tient qu'à une *très-légère* éversion des points lacrymaux, survenue à la suite d'une conjonctivite passée à l'état chronique, ces applications pourront amener la guérison.

Mais, si après une semaine ou deux, le mal n'est pas très-sensiblement amélioré, il est tout à fait inutile d'insister ou de changer la dose et la qualité du remède; il devient urgent de faire l'incision du point lacrymal *inférieur*, qui se pratique de la manière suivante : attirant en bas et en dehors la paupière inférieure, on introduit dans le point lacrymal le petit couteau boutonné de Weber et on pousse l'instrument dans le conduit, à la profondeur d'un centimètre au plus, en dirigeant le tranchant un peu du côté de l'œil et non directement en haut. En faisant basculer légèrement le manche dans la direction que l'on a donnée au tranchant, l'incision se fait d'elle-même, d'autant plus large qu'on relève plus le manche du couteau. Pour le cas actuel, on arrête ce mouvement, dès que l'incision a acquis une étendue de 2 à 3 millimètres au plus. Le lendemain, on passe dans la plaie un petit stylet mousse, pour éviter la soudure de ses deux bords, et on reproduit cette manœuvre encore deux ou trois jours de suite, si c'est possible. Si le point lacrymal est très-étroit ou semble, pour ainsi dire, oblitéré, on y introduit d'abord un petit *stylet conique*, dont la pointe est assez déliée quoique mousse, et on dilate un peu l'entrée, en faisant rouler le stylet entre les doigts. Cette manœuvre est facile, car (sauf les cas de blessure) l'emplacement primitif du point lacrymal se reconnaît toujours à une toute petite dépression caractéristique (1).

Cette petite opération débarrasse souvent les malades des ennuis d'un larmoiement rebelle, par le simple rapprochement de l'ouverture du conduit agrandi et du globe oculaire, en permettant aux larmes de pénétrer plus librement dans le sac ; ses applications sont très-nombreuses et elle est sans dangers d'aucune sorte.

Lorsque l'incision *peu étendue* du conduit lacrymal *inférieur*, légèrement dévié en dehors, ne guérit pas le larmoiement et la conjonctivite chronique qui en est la conséquence, c'est qu'il existe, en un point plus profond de l'appareil excréteur des larmes, un obstacle ou un rétrécissement. Pour s'en assurer d'abord et y remédier ensuite, il faut passer dans tout le trajet des voies lacrymales, par le conduit fendu, un stylet ou sonde de Bowman, des numéros 2 ou 3, légèrement recourbée, la concavité *en avant*. Attirant la paupière en dehors et en bas, on pousse la sonde dans le conduit ainsi *tendu*, jusqu'à ce qu'on

---

(1) Je dirai, pour ceux de nos confrères qui ne connaissent pas le petit instrument de Weber, ni le stylet conique, ni les sondes de Bowman dont il sera question plus loin, qu'il suffit de les demander à Paris, chez MM. Lüer, Collin et autres fabricants, en indiquant que ces instruments sont destinés à des manœuvres opératoires sur les voies lacrymales.

rencontre la paroi postérieure du sac, ce que l'on reconnaît à la sensation d'une résistance solide ; à ce moment, et *sans reculer*, on relève la sonde en frôlant toujours le sourcil, jusqu'à ce qu'elle ait pris la direction naturelle que suit le sac et, plus bas, le canal nasal ; les deux points de repère sont la *tête du sourcil* et le sillon qui sépare la lèvre supérieure de la joue, *un peu en dehors* de la narine correspondante. Après de légers tâtonnements, il suffit de pousser la sonde, sans secousse et sans violence, pour arriver sur le plancher des fosses nasales.

Il est rare qu'après l'usage de ces moyens combinés pendant 3 ou 4 semaines, le larmoiement ne soit réduit à des proportions très-minimes ; souvent les cils tombés repoussent d'une manière très-évidente et des blépharites, rebelles jusque-là à tous les moyens, disparaissent, pour ainsi dire, d'elles-mêmes.

Tumeur et fistule lacrymales. — La question se complique si, par suite de la négligence des malades ou du médecin, la maladie vient à constituer peu à peu ce que l'on a nommé une *tumeur lacrymale* ou si, après des inflammations répétées, il survient une *fistule*. A ce degré, l'incision du conduit ne saurait amener seule la guérison ; le cathétérisme avec les sondes de Bowman, des numéros 2 et 3, ne donne pas grand résultat, parce que de si petites sondes ne procurent pas aux matières épaisses (muco-pus), un écoulement assez facile.

Quand donc, il existe une certaine dilatation du sac lacrymal, nous incisons de préférence le conduit *supérieur*, parce que sa direction naturelle, formant un coude moins marqué avec celle du sac et du canal nasal, rend le cathétérisme, avec des sondes un peu plus fortes, plus facile et moins douloureux. Après avoir relevé et tendu la paupière supérieure vers l'angle interne, pour mettre bien à découvert le point lacrymal, on le dilate un peu avec le stylet conique, qu'on remplace immédiatement par le couteau de

Weber, enfoncé dans le conduit à la manière de la sonde, le tranchant dirigé en bas.

L'incision plus ou moins large du conduit se produit, en faisant plus ou moins basculer de haut en bas le manche de l'instrument.

Cela fait, nous agissons de deux manières selon que le malade est *étranger* à la ville et *ne doit pas être revu*, ou que' nous avons affaire à des malades pouvant revenir à volonté. Dans le premier cas, après avoir incisé le conduit, en abaissant le manche du couteau, nous relevons celui-ci rapidement, et donnant à l'instrument la même direction que pour pratiquer le sondage du sac et du canal nasal, nous l'enfonçons directement jusqu'au fond du nez, en rompant sur le passage, et de plusieurs côtés à la fois, les brides ou replis de la muqueuse, formant ou simulant un rétrécissement. L'écoulement d'une certaine quantité de sang par le nez, indique qu'une voie facile est rétablie de ce côté. Le malade est renvoyé ainsi, avec la recommandation de presser fréquemment le sac, pour faciliter l'écoulement des matières.

Dès le lendemain, la sécrétion s'accumulant moins dans le sac a pris un meilleur aspect, quoiqu'on y trouve encore mêlée, pendant quelques jours, une certaine quantité de sang noir. Cette incision interne, à laquelle on a donné le nom de *stricturotomie*, n'a pas besoin, pour une bonne exécution, d'un instrument spécial. Voilà déjà longtemps, que je laisse inactif dans ma boîte, le couteau que Stilling avait fait construire *ad hoc*, et dont les dimensions un peu grossières, m'ont toujours paru peu en harmonie avec la délicatesse de la région qui nous occupe.

Si nous devons revoir journellement notre malade et si la sécrétion du sac n'est pas très-abondante, nous nous bornons à l'incision *un peu large* du conduit *supérieur*, que nous faisons suivre de l'application (chaque jour ou chaque deux jours, un quart d'heure), pendant quelques semaines, des sondes de Bowman, des numéros 4 et 5. Un plus faible calibre n'ouvre pas aux matières épaisses, sécrétées par la muqueuse altérée du sac, une issue suffisante dans le nez : un calibre plus fort (n° 6), fatigue le conduit et en amène quelquefois l'oblitération (1).

Divers auteurs conseillent, comme Anel autrefois, de faire usage en même temps d'injections astringentes (solution d'acide phénique ou de sulfate de zinc au 200e ; solution de sulfate de cuivre au 100e). Ce moyen n'est pas sans valeur quand la sécrétion est modérée, mais il est *infidèle* et m'a paru seulement *palliatif*, dans le plus grand nombre des cas.

Quand la dilatation du sac, avec ou sans fistule, est par trop *considérable* (ce qui se reconnaît à la grande quantité des matières refluant vers l'œil, aussitôt que l'on presse avec le doigt dans la région du sac), il devient nécessaire de cautériser énergiquement la muqueuse, dans le double but de modifier la sécrétion et d'amener la rétraction ou l'accolement d'une partie des parois du sac ; ce qui favorise l'écoulement des matières, par la voie rétablie du côté des fosses nasales. Je ne parle pas ici de la cautérisation du sac, destinée à amener l'oblitération aussi complète que possible des voies d'excrétion des larmes : cette méthode brutale est de plus en plus abandonnée aujourd'hui, à cause de son insuffisance et de ses dangers. Il s'agit seulement de cautériser la partie antérieure du sac qui, dilatée outre mesure, vient déborder au devant de la paroi de l'orbite, en formant une sorte de cloaque. Pour cela, certains praticiens emploient simplement le crayon de nitrate d'argent, qu'ils introduisent par la fistule dilatée ou par une ouverture artificielle, faite en avant du sac.

Je me sers dans les cas graves, d'un petit vermicelle de pâte de Canquoin, introduit ainsi dans le sac, à la profondeur d'un centimètre. Pour éviter tout accident, j'enlève au bout de deux ou trois heures, avec des pinces,

(1) On a, sans utilité, modifié de diverses façons, les sondes de Bowman ; leur graduation (de 1 à 6) répond bien à tous les cas ; nous employons cependant, *très-rarement*, la sonde conique de Weber, pour obtenir une dilatation des voies lacrymales aussi complète que possible.

l'extrémité de la pâte que j'ai laissé déborder un peu à l'extérieur et, pressant avec précaution de haut en bas, j'amène au dehors la portion du caustique, liquéfiée par son séjour dans l'intérieur du sac. Deux ou trois jours après, l'eschare se détache facilement et la cicatrisation se produit, suivie d'une notable rétraction des tissus, rendue évidente par la diminution de la sécrétion. Cette pratique offre l'avantage de ne diminuer en rien la parfaite perméabilité de tout l'appareil lacrymal et n'empêche pas le cathétérisme, s'il est encore nécessaire.

Nous ne saurions accepter en aucune circonstance, pour remédier à une affection des voies d'excrétion des larmes, si intense qu'elle soit, l'extirpation de la glande lacrymale, opération qui, quoi qu'on en ait dit, n'est pas sans danger.

En résumé : 1° Contre le simple larmoiement, incision *peu étendue* du conduit lacrymal *inférieur* et, en cas de persistance, cathétérisme des voies lacrymales par ce même conduit, à l'aide des sondes de Bowman, des n°s 2 ou 3.

2° Contre la tumeur lacrymale *modérée* et la fistule lacrymale, incision du conduit *supérieur* et des rétrécissements qui peuvent exister à l'intérieur des voies lacrymales, ou cathétérisme avec les sondes des n°s 4 et 5, suivi d'injections astringentes, si la sécrétion persiste.

3° Contre la dilatation *très-considérable* du sac avec ou sans fistule, même traitement, en y ajoutant la *cautérisation* plus ou moins énergique, selon les cas.

Disons en terminant, comme au début de cet article, combien la négligence est fâcheuse dans ces maladies ; car si le larmoiement simple guérit sans trop de difficultés ; si les fistules, même anciennes, se ferment très-rapidement par le traitement indiqué plus haut, il devient souvent difficile de remédier à une abondante sécrétion, liée à la dilatation excessive du sac ; inconvénient qu'on évite avec certitude, en opérant les malades de bonne heure.

VII.

CORPS ÉTRANGER AYANT SÉJOURNÉ QUARANTE-TROIS ANS DANS L'OEIL ; EXCISION ET AUTOPSIE DE CET ORGANE.

Un praticien occupé a certainement assez souvent l'occasion de faire l'excision d'un œil, dans lequel un corps étranger a produit des désordres irrémédiables : de semblables accidents ne sont malheureusement que trop communs. Le fait que je vais relater me paraît pourtant offrir de particulier, la durée vraiment extraordinaire du temps écoulé entre l'accident et la nécessité d'une opération destructive ; je n'ai même pu trouver, dans les ouvrages à ma disposition, aucun exemple d'une tolérance aussi longue.

Observation. François Pujol, âgé de quarante-six ans, demeurant à Mane (Haute-Garonne), se présente à ma clinique, éprouvant dans tout le côté gauche de la tête des douleurs très-vives, qui le privent depuis longtemps de sommeil et d'appétit ; aussi, quoique bien constitué, a-t-il une apparence tout à fait cachectique.

L'examen de l'œil gauche permet de constater les désordres suivants : le globe est dur, quoique d'un volume normal ; l'humeur aqueuse est infiltrée de sang ; il existe, au bord interne de la cornée, une adhérence de l'iris légèrement saillante au dehors, prouvant qu'une perforation a eu lieu en ce point ; la pupille est petite, irrégulière, immobilisée par des fausses-membranes, qui ne laissent rien voir au-dessous d'elles.

La violence du mal, la perte complète de la vue, la trace d'une plaie ancienne, me firent soupçonner la présence d'un corps étranger dans l'œil. Pressé de questions, le malade croit pouvoir assurer qu'*à l'âge de trois ans*, se trouvant dans une forge, plusieurs éclats de fer vinrent frapper son œil gauche, dont la vue a toujours été un peu affaiblie. Il y a déjà *vingt ans*, qu'il a ressenti des douleurs, toujours localisées du côté gauche de la tête ; mais ces souffrances ont bien augmenté depuis six ans, par suite d'une contusion violente de l'œil blessé. Enfin, il y a quelques mois, des accès très-pénibles sont survenus, et il a dû abandonner son travail. L'autre œil supporte la lumière avec peine, sans que pourtant d'autres signes fâcheux se soient encore montrés.

L'œil étant irrévocablement perdu et la santé du sujet compromise, ainsi que sa position, craignant d'ailleurs de voir surgir de l'autre côté l'ophthalmie sympathique, presque toujours funeste, je proposai, comme seule ressource, l'excision de l'œil, qui fut d'abord refusée ; mais quelques semaines plus tard, vaincu par la douleur, le malade revint, résigné à tout. J'ai alors pratiqué l'énucléation de l'œil selon le procédé de Bonnet (de Lyon), de la manière suivante : le malade chloroformé, après avoir sectionné la conjonctive tout autour de la cornée, j'ai incisé un à un les tendons des quatre muscles droits et des deux obliques, et excisé le nerf optique ; il s'est à peine écoulé une cuillerée de sang.

Les suites de l'opération ont été si bénignes que, quarante-huit heures après, le malade sortait ; le cinquième jour, il rentrait dans son pays, sans avoir eu la plus légère fièvre. Six semaines plus tard, j'ai appliqué un œil artificiel.

Une dissection minutieuse de l'œil, nous a permis de noter les particularités suivantes : la rétine, entièrement décollée et épaissie, n'est plus retenue qu'à son attache autour du nerf optique en arrière et aux procès ciliaires en avant ; elle est séparée de la choroïde par un liquide jaunâtre, de faible consistance ; le corps vitré a complétement disparu. Le cristallin, en partie résorbé, est luxé et repose, enveloppé dans sa capsule, sur la portion inférieure et externe des procès ciliaires. A côté de lui, et un peu en dedans, on aperçoit un petit corps brunâtre recouvert d'exsudations vascularisées ; c'est un *fragment de fer* de la grosseur d'un demi-grain de blé. Enfin détachant de la cornée la partie de l'iris herniée, nous retrouvons sans difficulté la plaie par laquelle a dû pénétrer le corps étranger, et dont la cicatrisation est demeurée très-rudimentaire, malgré la longueur du temps écoulé depuis l'accident.

Remarques. — L'autopsie de l'œil nous a montré le fragment d'acier et le cristallin (qu'à cause de sa luxation on peut assimiler à un autre corps étranger), tous deux enkystés, et c'est là, sans doute, le principal motif d'une innocuité relative aussi prolongée. L'expérience prouve, en effet, que dans l'œil, comme dans toute autre région, les corps étrangers s'entourent, le plus souvent, d'une sorte de membrane d'enveloppe, qui peut même être sans connexion avec les tissus environnants.

Je crois devoir indiquer, comme un autre motif de tolérance relative, l'âge du sujet au moment de l'accident. La dissection a montré que le corps étranger avait, à son passage, produit une cataracte traumatique, puisque le cristallin a été déplacé et s'est réduit à un très-petit volume. Lorsque de tels accidents se produisent dans la jeunesse, et plus encore dans l'âge mur, il s'ensuit souvent, malgré le traitement le mieux institué, des désordres graves et rapides, qui peuvent nécessiter l'intervention immédiate du chirurgien, soit pour extraire le cristallin blessé, soit pour faire une simple iridectomie, soit pour pratiquer l'énucléation de l'œil. Ce n'est guère que dans l'enfance que l'œil peut supporter sans trop de dangers les alternatives de pression intra-oculaire, amenées par l'inflammation de l'iris.

On le voit cependant, l'espérance du malade est fort chanceuse ; et la réserve du médecin doit être bien grande, qu'il soit consulté au moment de l'accident ou longtemps après. Tôt ou tard survient facilement un nouveau petit accident, une contusion, qui précipite le dénouement, comme le cas actuel nous en fournit un exemple ; car, pendant trente-sept ans après le premier accident, la vue s'était passablement conservée.

La dissection de l'organe est venue aussi justifier l'opération cruelle qui nous avait paru indispensable. A ce propos, je tiens à faire remarquer, avant de terminer, le service éminent qu'a rendu le regretté Bonnet (de Lyon) à la chirurgie oculaire, en permettant la destruction d'un organe aussi important, à l'aide d'une opération presque absolument innocente (1). Ce qui fait la supériorité indiscutable de

_____

(1) Sur plus de 40 énucléations, ainsi pratiquées, je n'ai encore jamais vu d'accidents sérieux , et j'ai quelquefois opéré dans des circonstances très difficiles.

l'énucléation par sa méthode, sur l'extirpation par le procédé ancien, c'est qu'en même temps qu'on enlève l'œil tout entier, on respecte toutes les annexes de cet organe, les muscles et leurs nombreux vaisseaux, la capsule de Ténon, la conjonctive du globe elle-même. Aussi, la guérison, telle que je l'ai notée, est-elle la règle après l'énucléation, tandis que l'extirpation laisse après elle une inconnue redoutable; et il n'est pas un chirurgien qui, l'ayant pratiquée, ne songe à la propagation possible de l'inflammation aux méninges avec ses conséquences désastreuses. Autre avantage important, après l'énucléation simple, jamais d'hémorrhagie inquiétante. Après l'extirpation, bien qu'une abondante perte de sang ne soit pas très commune, on voit quelquefois des hémorrhagies nécessiter l'emploi prolongé de la glace et d'autres moyens plus ou moins dangereux.

L'énucléation me paraît aussi, par la rapidité de la guérison, devoir remplacer, *dans certains cas*, l'ablation d'un staphylome de la cornée ou du corps ciliaire : par exemple, lorsque l'œil atteint est le siége de douleurs très pénibles, qui ont pour cause fréquente des hémorrhagies intra-oculaires répétées, douleurs susceptibles de développer dans l'œil sain l'ophthalmie sympathique ; j'ai actuellement en traitement un tel cas.

Enfin, on ne doit pas négliger cette considération, que le moignon, si petit qu'il soit, permet l'adaptation d'un œil artificiel, peu mobile il est vrai, mais d'une grandeur suffisante pour dissimuler très convenablement une difformité des plus choquantes ; tandis que la disparition des parties molles, et surtout la rétraction cicatricielle qui suit l'extirpation par la méthode ordinaire, ne laissent à la prothèse qu'un succès contestable, à cause de la petitesse de la pièce artificielle qu'on peut appliquer.

Doit-on pousser la prudence jusqu'à faire l'excision d'une façon préventive, lorsque l'on a la certitude qu'un corps étranger est enfermé au fond de l'œil, sans aucune possibilité d'extraction? Cela a été conseillé par des praticiens habiles;

mais nous pensons qu'on doit réserver une conduite aussi sévère, pour les cas où le corps étranger a produit, à son passage, des désordres d'une gravité exceptionnelle. Si les lésions sont relativement modérées, on pourra attendre, se tenant prêt à agir à la plus légère menace pour l'autre œil, ou aussitôt que l'œil blessé deviendra la cause de douleurs trop pénibles. Voici les indications qui me paraissent nettement ressortir de l'observation précédente et des quelques remarques qui l'accompagnent :

1° Malgré une innocuité quelquefois d'une durée extraordinaire, la présence d'un corps étranger dans l'œil est pour cet organe une cause très probable de destruction (1) ;

2° L'énucléation, par le procédé de Bonnet, est l'opération qui convient le mieux lorsque surviennent, dans l'œil blessé ou dans son congénère, des accidents qui commandent impérieusement l'action ;

3° L'extirpation du globe et des parties molles qui l'entourent doit être repoussée toutes les fois que l'œil seul est malade, et réservée absolument au cas où les tissus voisins sont eux-mêmes envahis par quelque affection de mauvaise nature.

---

(1) Il ne saurait être question ici des corps étrangers enfermés dans la chambre antérieure, qu'il me paraît presque toujours possible d'extraire sans sacrifier l'œil.

VIII

TUMEUR ENKYSTÉE TRÈS-VOLUMINEUSE DE L'ORBITE, GUÉRIE PAR UNE
SEULE PONCTION AVEC L'ASPIRATEUR DE DIEULAFOY.

Au mois de mars 1876, notre collègue M. Armieux voulut
bien me prier de voir avec lui une dame qui portait dans
la région supérieure de l'orbite une tumeur très-volumineuse. Le cas assez rare qu'offrait cette malade et la guérison obtenue par un moyen relativement fort simple, m'en-
gagent à publier cette observation intéressante, en la faisant
suivre de quelques remarques cliniques.

Mme B.·., habitant Toulouse, âgée de 55 ans environ, a vécu
quelque temps en Afrique avec son mari qui appartenait
à l'armée, et a perdu alors l'œil *droit*, à la suite de kératites
répétées. Du côté *gauche*, il y a près de trois ans, elle
sentit se développer lentement une certaine tuméfaction
dans la région interne et supérieure de l'orbite, accompagnée de douleurs névralgiques intermittentes dans la partie
correspondante du front, sans aucune rougeur, ni gonflement de la peau. Peu à peu, l'œil subit une certaine
déviation, qui ne gênait cependant pas la vision d'une
manière notable. Cette situation ne s'était guère modifiée
jusqu'à ces derniers temps.

Cependant cette dame, rentrée en France, a perdu son
mari après une longue maladie, pendant laquelle elle lui a
prodigué les soins les plus assidus et les plus pénibles. Ces
fatigues, jointes à un violent chagrin, amenèrent des douleurs

plus fortes et la malade sentant, son œil se dévier de plus en plus, comprit que le mal faisait de rapides progrès. L'œil fut tellement abaissé par la tumeur, que pour voir (l'autre œil étant perdu), la malade était obligée d'attirer fortement en bas la paupière *inférieure*, qui recouvrait maintenant en entier le globe oculaire. Par ce moyen seulement, elle parvenait à découvrir une partie de la pupille et à se mettre ainsi en relation avec le monde extérieur.

C'est à ce moment que notre collègue voulut bien m'appeler en consultation. Après un soigneux examen, nous crûmes reconnaître qu'il existait un peu de fluctuation semblant indiquer que nous avions affaire à une tumeur à contenu liquide ; comme d'ailleurs on ne percevait ni battements ni souffle, et que les tissus qui recouvraient la tumeur ne présentaient aucune trace d'inflammation, nous portâmes le diagnostic de kyste de l'orbite.

Résolus à intervenir, nous voulûmes pourtant, vu l'état général très-affaissé de la malade, la préparer un peu à l'idée d'une opération, tout en observant ce qui pourrait se passer. Huit jours ne s'étaient pas écoulés, que la malade réclamait elle-même l'opération annoncée. La tumeur avait encore gagné en volume ; à ce moment, on sentait une fluctuation manifeste dans tout le plancher supérieur de l'orbite, et même jusqu'au dessus du sourcil. L'œil était complétement immobilisé en bas et en dehors ; les douleurs étaient devenues presque intolérables et la circulation gênée au point qu'un chémosis volumineux entourait la cornée ; mais il n'y avait aucun gonflement de la paupière supérieure qui fît songer à un abcès. En présence d'une telle situation, il fallait opérer. Mais comment procéder pour éviter l'inflammation rapide d'une aussi vaste cavité, aux limites impossibles à préciser, dont le moindre danger était de compromettre de la manière la plus grave le seul œil qui restait à la malade et qui pouvait même lui enlever la vie, par son extension aux méninges, au travers des fentes crâniennes ? L'aspirateur de Dieulafoy nous parut l'instrument le plus apte à parer au

plus pressé, qui était de supprimer la compression extrême
subie par l'œil, en évacuant le liquide, nous en rapportant,
pour la conduite ultérieure à tenir , aux conséquences de
cette manière d'agir.

Je plongeai une forte aiguille creuse de l'aspirateur dans
un point déclive et bien fluctuant de la tumeur , comme
j'eusse fait d'un trocart explorateur. Rien ne sortit spontanément ; mais à peine l'aiguille fut-elle adaptée au corps de
pompe , qu'un liquide très-épais, d'une couleur un peu plus
blanche que du pus phlegmoneux, apparut dans l'instrument. Il s'en écoula ainsi le tiers d'un grand verre environ ;
puis l'appareil devint impuissant. L'aiguille retirée , comme
je vis sourdre par la plaie un peu de matière grumeleuse , à
l'aide de pressions ménagées , je parvins à en évacuer
autant environ qu'avec l'aspirateur. Cela ressemblait de
plus en plus aux grumaux graisseux que l'on trouve dans
les petits kystes des paupières , appelés *chalazions*. Notre
collègue M. Tachard, qui a examiné au microscope le
liquide évacué à l'aide de l'aspirateur, l'a trouvé fortement
chargé de matières graisseuses et n'y a point vu de globules
purulents. Enfin, craignant le passage libre de l'air, nous
appliquâmes un peu de taffetas gommé et un bandage compressif. Pendant quatre à cinq jours, sans aucune réaction
générale, il se fit par la plaie un léger suintement, puis
l'ouverture s'oblitéra. L'œil eut bientôt repris une bonne
partie de ses mouvements, et chose remarquable, alors que
nous craignions de voir la tumeur se reproduire par une
nouvelle accumulation de liquide, au bout de quinze à vingt
jours, on ne sentait plus que très-vaguement et en un seul
point un peu de fluctuation. Tout le reste du plancher
supérieur de l'orbite donnait à la pression une sensation de
résistance parfaitement naturelle. Aujourd'hui, plus de *deux
années* après cette simple ponction, on reconnaît, au niveau
de la tête du sourcil, un assez fort épaississement du tissu
osseux, ayant l'apparence d'une exostose; un peu plus loin,
vers le plancher supérieur de l'orbite, on sent une légère

fluctuation, comme s'il existait, en ce point, moins d'une demi-cuillerée à café de liquide ; les douleurs de tête ont peu à peu disparu ; la vue est bien conservée et l'œil a récupéré assez convenablement ses mouvements. Il est permis de considérer la guérison comme définitive.

Remarques. — Quelques réflexions me paraissent devoir suivre la lecture de cette observation. Et d'abord, le diagnostic de kyste de l'orbite était-il pleinement justifié ? La guérison obtenue par une simple ponction, l'épaississement des tissus, qui s'est lentement produit à mesure que la guérison s'accentuait de plus en plus ; la nature en apparence un peu douteuse, à l'œil nu du moins, du liquide évacué, permettraient peut-être de soutenir que nous avons eu affaire non à une tumeur enkystée, mais à une périostite chronique, passée tout à coup à l'état aigu et terminée par suppuration. Si d'ordinaire, le diagnostic différentiel de ces deux affections est facile à établir, surtout quand le volume modéré de la tumeur permet l'introduction du doigt entre la paroi orbitaire présumée malade et le globe oculaire ; s'il est vrai que la périostite est due souvent à une violence extérieure, qu'elle est plus commune chez l'enfant que chez l'adulte, surtout sous l'influence de la diathèse scrofuleuse ou syphilitique, et que la peau recouvrant les points malades est alors plus ou moins enflammée ou œdémateuse, il faut reconnaître cependant qu'il y a des traits communs aux deux maladies ; quelquefois même, des difficultés telles dans l'exploration par le toucher, qu'une erreur est facile. Les deux maladies sont de très longue durée ; toutes deux amènent la déviation de l'œil par une compression graduelle, toutes deux donnent des douleurs névralgiques semblables ; enfin, l'aspect extérieur de la tumeur peut être presque identique dans les deux affections. Or, chez notre malade, la tumeur, à cause de son volume considérable et de sa tension extrême, ne permettait pas une exploration suffisamment précise, pour trancher *à priori* la question de diagnostic, et si on était plutôt porté à croire à une tumeur enkystée, c'est que la peau qui la recouvrait, semblait ne participer aucunement aux accidents qui se passaient dans les tissus sous-jacents.

Une seule chose pouvait éclairer notre jugement porté sur des apparences, et nous indiquer la voie à suivre dans l'avenir : c'était une ponction exploratrice. Les auteurs les plus compétents sont unanimes à conseiller cette pratique, dans le but de connaître la nature du liquide contenu dans la poche et aussi sa quantité approximative, qui permet de préciser un peu mieux jusqu'à quelle profondeur s'étend le kyste et par suite jusqu'où pourrait s'étendre l'inflammation provoquée dans la poche tout entière, soit par une large incision, soit par un autre moyen. La ponction montre aussi jusqu'où il faudrait porter les délabrements des parties environnantes, pour arriver à l'extirpation complète de la tumeur, si on était tenté de mettre plus tard ce procédé à exécution. Mais une simple ponction exploratrice est un moyen très-infidèle et, dans le cas actuel, notre embarras fût resté le même après la ponction, si nous n'avions mis à contribution l'invention vraiment utile, pour une telle circonstance, des instruments à aspiration. Avec l'aide de la pompe aspirante, l'insuccès d'une ponction exploratrice nous paraît fort difficile. Aussi, nous semble-t-il juste et sans inconvénients d'aucune sorte de poser comme règle la ponction avec l'aspirateur de Dieulafoy, quand on attaquera *pour la première fois* une tumeur volumineuse de l'orbite, à contenu présumé liquide, la ponction étant suivie de l'évacuation complète du liquide. Au risque de passer pour un opérateur peu audacieux, nous préférons cette tactique prudente à une pratique plus brillante qui, pour résoudre d'un seul coup toutes les difficultés, risque de compromettre jusqu'à la vie des malades.

Notre cas est, d'ailleurs, une preuve que Mackenzie avait raison de dire qu'une simple ponction guérit entièrement certains kystes, à l'encontre de l'opinion d'auteurs beaucoup plus récents ; mais d'une expérience sans doute moins vaste que la sienne. Si rares que puissent être les cas semblables à celui que je signale aujourd'hui, ils portent à suivre la pratique si simple que nous avons adoptée, laquelle, en guérissant quelquefois, donne toujours le temps de la réflexion et fournit des indications assez précises pour épargner au malade de graves dangers.

Or, les risques que court celui-ci sont de deux sortes : certains chirurgiens ont vu un phlegmon de tout le tissu cellulaire de l'orbite, suivre l'excision d'une portion de la paroi d'un kyste ou seulement une large incision. Certainement, on ne meurt pas *habituellement* d'un phlegmon de l'orbite, du moins je ne l'ai pas encore vu dans ma pratique ; mais un œil, derrière lequel se passe un si grave désordre, est fort compromis ; et en admettant que l'inflammation reste en dehors de lui, la cécité ne sera que trop probable, par suite de l'atrophie du nerf optique, succédant à la rétraction cicatricielle de tous les tissus qui l'environnent. Fano, de Graefe, et bien d'autres ont cité de pareils exemples ; et, c'eût été pour nous un véritable désastre, car il ne faut pas oublier que nous devions, en guérissant le kyste, conserver intactes les fonctions de l'œil gauche, la malade ayant perdu depuis longtemps l'usage de l'œil droit.

Le second danger à redouter chez notre malade, comme en général toutes les fois que le liquide retiré d'un kyste de l'orbite est très-abondant, c'est la communication de la tumeur avec l'intérieur du crâne, par le trou optique ou la fente sphénoïdale.

Tout le monde connaît le cas devenu classique du malade de Delpech, qui mourut de méningite, cinq jours après l'incision d'un kyste volumineux de l'orbite. L'autopsie démontra que le kyste s'étendait dans le crâne et prouva, par suite, l'imprudence de l'illustre chirurgien, qui avait provoqué ce terrible accident, en introduisant de la charpie dans la poche, dans le but d'amener une inflammation adhésive.

De tels exemples nous paraissent bien faits pour rendre prudent et faire rechercher les moyens de restreindre l'inflammation consécutive à l'intervention opératoire, plutôt que de la provoquer. Si, au lieu d'introduire de la charpie immédiatement après la ponction, on établit une compression convenable, il en résulte un rapprochement des parois du kyste et un certain retour sur elles-mêmes, qui tend à diminuer l'étendue de la tumeur et de ses rapports avec les tissus voisins. On peut reproduire ainsi plusieurs fois, s'il le faut, ce retrait de la poche et la disposer graduellement à supporter, sans trop de réaction, quand on jugera le moment venu, une large incision ou même l'extirpation complète.

Mais pourra-t-on exceptionnellement employer d'emblée un de ces deux procédés reconnus, plus que la ponction, capables d'amener la guérison définitive d'un kyste ? Oui, si la tumeur est peu volumineuse et située peu profondément dans l'orbite, c'est-à-dire le plus souvent chez des malades qui viennent consulter de bonne heure. Mais, en ce cas, je trouverais l'extirpation bien plus sûre que l'incision simple.

En résumé, il est prudent de commencer *toujours* le traitement chirurgical des kystes volumineux de l'orbite, par une ponction suivie de l'évacuation complète du liquide, à l'aide d'un instrument capable d'une aspiration énergique.

Ce moyen sera quelquefois suffisant pour amener une guérison définitive et facilitera, en cas d'insuccès, l'emploi de procédés plus actifs, mais non exempts de dangers.

IX.

AMAUROSE DE NATURE HYSTÉRIQUE, GUÉRIE SUBITEMENT APRÈS UNE
DURÉE D'UN MOIS (1).

Depuis que l'ophthalmoscope a permis une investigation
minutieuse des parties profondes de l'œil, l'observation et
le classement de lésions dont on a pu bien apprécier la
situation et l'étendue, ont fait donner des noms aux diverses
affections qui peuvent amener, d'une manière rapide ou même
soudaine, une cécité plus ou moins complète. Il me suffit de
citer comme exemples, l'embolie de l'artère centrale de la
rétine, les névrites ou névro-rétinites, les diverses variétés
d'atrophie progressive de la papille du nerf optique, etc...

Il a fallu pourtant conserver encore les termes vagues
d'amblyopie et d'amaurose, pour désigner les cas où l'examen
le plus attentif ne permet de découvrir dans le fond de l'œil
aucune lésion. C'est ce qui m'a fait donner un titre en
quelque sorte suranné à l'observation fort curieuse que je
vais relater.

Mᵐᵉ Boub..., âgée de vingt-trois ans, d'une constitution
vigoureuse, a toujours joui d'une excellente santé. Comme
antécédents de famille, rien à noter du côté de sa mère;
mais son père est atteint, depuis près de dix ans, de paralysie
agitante. Cette jeune femme a eu deux enfants. Le premier

(1) Observation présentée à la Société de médecine de Toulouse, dans la
séance du 11 janvier 1878.

est mort du croup. Le seul qui lui restait, fut tout à coup atteint, le 26 septembre dernier, de convulsions et succomba en quelques heures. Cet événement produisit sur la mère une impression d'une telle intensité, qu'au moment où on emportait la bière, elle tomba comme foudroyée, fut prise de violentes convulsions et resta pendant quatre jours privée de raison, appelant sans cesse son enfant, entièrement étrangère à ce qui se passait autour d'elle : on s'aperçut aussi qu'elle traînait un peu la jambe droite en marchant et que son bras droit était plus faible qu'à l'ordinaire. En même temps que ces accidents, la menstruation survint en avance de huit jours, et eut sa durée habituelle.

La malade, au dire de témoins qui la connaissent depuis longtemps, n'avait jamais eu d'attaques de nerfs d'aucune sorte. Au bout de quatre jours, elle avait recouvré peu à peu la raison, ainsi que l'usage complet de la jambe et du bras ; mais la vue se trouva totalement abolie, car notre collègue M. Garipuy, appelé à donner ses soins à la malade, constata qu'il pouvait approcher une allumette enflammée, jusqu'à toucher pour ainsi dire les yeux, sans qu'elle fît le moindre signe pour échapper à une brûlure. Un large vésicatoire fut immédiatement appliqué à la nuque, et la perception de la lumière réapparut un peu ; mais la malade ne pouvait absolument se diriger seule et n'apercevait même pas les personnes qui marchaient à côté d'elle dans la rue ; à peine distinguait-elle de très-gros caractères à un pouce de distance. Malgré l'application et l'entretien d'un nouveau vésicatoire à la nuque, cet état restant sensiblement le même, un mois après son début, sa mère la conduisit à ma consultation.

Il était apparent que la malade marchait comme à tâtons. Son âge, la durée déjà prolongée de la cécité, me firent d'abord penser à une névrite ou à un de ces cas de cécité soudaine qui se terminent par l'atrophie des nerfs optiques. Cependant, comme dans ces affections on observe une extrême dilatation de la pupille, je ne fus pas peu surpris de voir celle-ci se contracter sous l'influence de la lumière. En outre, l'examen à l'ophthalmoscope ne me fit apercevoir aucune lésion, ni dans la papille des nerfs optiques, ni dans la rétine. Je me trouvais donc en présence d'une amaurose sans lésion, c'est-à-dire d'une anesthésie à peu près complète de la rétine de cause extra-oculaire. Le pronostic semblait perdre de sa rigueur absolue, malgré l'insuccès avéré des moyens employés depuis un mois, puisque la malade, un moment sous le coup d'un trouble encéphalique considérable, avait repris sa santé habituelle, et que la perception lumineuse était un peu revenue. Je songeai à faire usage des injections sous-cutanées de strychnine ; mais j'eus l'idée de tenter au préalable l'emploi d'un courant continu. J'appliquai les réophores aux deux tempes et donnai un courant de la force de douze éléments de la pile de Gaiffe, au chlorure d'argent. Peu d'instants après, la malade commença à se plaindre vivement, désirant se retirer ; mais j'insistai, malgré ses plaintes, et l'électrisation dura en tout environ dix minutes. La malade sortit fort impressionnée, mais dans la même situation.

Le soir, au milieu de son repas, sa mère la vit tout à coup agitée de mouvements convulsifs, qui s'accentuèrent de plus en plus, jusqu'à ce qu'elle perdît connaissance. Les voisins accoururent ; mais malgré tous les soins, elle demeura sans connaissance pendant deux heures. Enfin, en présence de son médecin, M. Garipuy, la malade sembla s'éveiller et s'écria qu'elle reconnaissait tout le monde autour d'elle.

Le lendemain, quand elle revint chez moi avec l'apparence d'une personne qui voit parfaitement et qu'elle lut couramment les caractères d'un journal, je crus d'abord à une supercherie, et la traitai un peu durement pour savoir la vérité. Mais j'éloignai bientôt cette idée pour celle-ci : que je venais d'observer un cas des plus remarquables d'anesthésie complète de la rétine des deux yeux, de nature hystérique. Trente-six heures après le retour de la vue, les règles revenaient à l'époque normale.

A partir de ce moment, la vue rétablie d'une manière parfaite n'a plus subi aucune atteinte. Pourtant, un mois après, la malade fut frappée d'une nouvelle attaque d'hystérie qui dura trois heures. Depuis six semaines, il n'y a pas eu d'autre attaque, la menstruation a reparu régulièrement. La malade a repris un bel embonpoint, elle se plaint seulement d'une douleur de tête intermittente, d'une intensité modérée. La sensibilité demeure un peu émoussée dans la partie droite du corps.

Remarques. — Depuis longtemps les auteurs ont mentionné, dans l'hystérie, des amblyopies ou même l'amaurose complète ; mais celle-ci très rarement, puisque Briquet, dont le *Traité sur l'hystérie* est encore classique, n'en a vu lui-même que deux ou trois exemples. On a cité aussi des cas d'hémiopie de même nature ; mais avant la découverte de l'ophthalmoscope, beaucoup d'erreurs ont dû être commises.

De Graefe et plus récemment M. Charcot, ont appelé plus particulièrement l'attention, sur un affaiblissement de la vue avec rétrécissement concentrique du champ visuel, coïncidant axec l'hémianesthésie dont sont affectées certaines femmes hystériques. Mais le défaut d'acuité de la vue n'atteint d'ordinaire, d'après eux, que l'œil du même côté où la sensibilité est émoussée, et cette acuité descend rarement au dessous d'un 1/3 ou 1/4 de la normale. M. Charcot a aussi observé une affection atteignant un seul œil, identique dans ses caractères apparents avec l'amblyopie hystérique et qu'il appelle amblyopie *croisée* dans l'hémianesthésie *d'origine cérébrale*, n'offrant, comme la précédente, aucune lésion visible à l'ophthalmoscope, mais ayant sa localisation en un point précis du cerveau. Bien que ma malade ait eu un certain degré de parésie du côté droit et que la sensibilité du même côté soit encore un peu obtuse, comme sa santé est redevenue excellente, j'espère qu'elle n'est pas atteinte d'une lésion cérébrale définitive. L'amaurose a, d'ailleurs, été complète et *double*.

Puis-je craindre d'avoir été mystifié, chose commune avec les hystériques? Je l'avoue, assistant pour la première fois à une guérison aussi singulière, le doute se présenta d'abord à mon esprit. Mais, considérant que le père de cette jeune femme est atteint d'une affection nerveuse des plus graves et qu'un de ses enfants est mort de convulsions; qu'il existe dans la science des faits presque identiques, bien qu'en petit nombre; que la malade a supporté sans aucune plainte l'application prolongée de deux vésicatoires à la nuque, je crois pouvoir certifier qu'elle n'a pas cherché à me tromper.

La rapidité de la guérison, dans notre observation, n'a pas lieu de surprendre, quand on sait que les accidents amenés subitement par une attaque d'hystérie s'en vont de même après une autre attaque, témoin le cas de cette jeune fille de la Salpêtrière qui, paraplégique en même temps qu'aveugle, se leva tout à coup entièrement guérie de sa paralysie et de la cécité, après une attaque d'hystérie, à la grande surprise de ses compagnes. Aussi ai-je trouvé un peu exagérées les craintes de simulation manifestées par Testelin, à cet égard, dans une annotation du *Traité de Mackenzie*. Tout en se gardant de tomber dans le ridicule d'une crédulité par trop naïve, il faut s'abstenir de nier des faits bien observés, parce que l'explication nous échappe, faute de lésion apparente.

L'électricité que j'ai mise en usage a-t-elle été la cause de la nouvelle attaque? Je n'oserais me prononcer à cet égard; il y a eu, je crois, ici des coïncidences susceptibles d'induire en erreur. La malade a été fortement impressionnée par l'activité du courant électrique; mais il y avait juste un mois que la première attaque s'était produite; il est à remarquer que trente-six heures après cette nouvelle crise, les règles ont reparu; en sorte que l'attaque nerveuse a pu être causée par quelque modification survenue à ce moment dans l'organe de la gestation.

Quelques mots seulement sur le pronostic. Briquet et la

plupart de ceux qui ont observé des cas d'amaurose hystérique, disent que cette affection guérit presque toujours dans l'espace de un à plusieurs mois. Il semble cependant qu'il faut être circonspect, car s'il n'existe pas au début de lésions intraoculaires visibles à l'ophthalmoscope, il peut persister dans le cerveau, des lésions qui rendent la cécité incurable.

Existe-t-il entre l'hystérie et la paralysie agitante une parenté plus directe que celle que tout le monde reconnaît entre les affections nerveuses en général? Je laisse à nos confrères, plus compétents en ces matières, le soin de répondre. Ce que je puis affirmer, c'est que le malheureux père de ma malade m'a exprimé combien son propre mal s'est aggravé depuis la mort si rapide de l'enfant, qui amena en même temps la cécité et la folie momentanée de sa fille ; et il faut ajouter que les traits de ce vieillard, bien qu'amaigris et défaits, offrent une frappante ressemblance avec ceux de sa fille.

Je garderai la même réserve quant à la nature et à la localisation précises de la lésion plus ou moins passagère qui a pu produire de si grands désordres, pensant que, si des hommes illustres, parmi lesquels on doit citer Charcot, ont déjà beaucoup fait pour l'avancement de la science, il reste encore beaucoup à faire pour l'élucidation complète et définitive de ces questions difficiles.

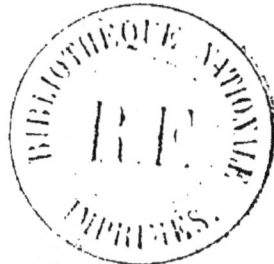

TABLE DES MATIÈRES.

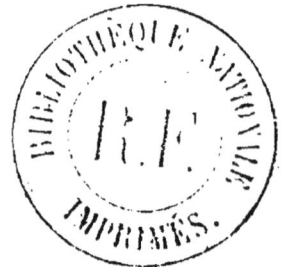

Toulouse, Impr. Douladoure, rue Saint-Rome, 39.

www.ingramcontent.com/pod-product-compliance
Lightning Source LLC
Chambersburg PA
CBHW050557210326
41521CB00008B/1012